运动性贫血时红细胞功能变化以及营养干预对其的影响

金 丽 著

北京体育大学出版社

策划编辑　李　飞
责任编辑　高　扬
审稿编辑　李　飞
责任印制　陈　莎

图书在版编目(CIP)数据

运动性贫血时红细胞功能变化以及营养干预对其的影响/金丽著．－北京:北京体育大学出版社,2007.1
ISBN 978－7－81100－615－5

Ⅰ.运… Ⅱ.金… Ⅲ.①运动性疾病－贫血－影响－红细胞－功能②体育卫生－营养学－影响－红细胞－功能　Ⅳ.①R87②R331.1③G804.32

中国版本图书馆 CIP 数据核字(2006)第 098617 号

运动性贫血时红细胞功能变化以及
营养干预对其的影响　　　　　　金丽　著

出　　版　北京体育大学出版社
地　　址　北京海淀区中关村北大街
邮　　编　100084
发　　行　新华书店总店北京发行所经销
印　　刷　北京市昌平阳坊精工印刷厂
开　　本　787×1092 毫米　1/16
印　　张　9.5　　　　　　　　字数：150 千字

2007 年 1 月第 1 版第 1 次印刷
定　价　28.00 元(平)　48.00 元(精)
(本书因装订质量不合格本社发行部负责调换)

作者简介

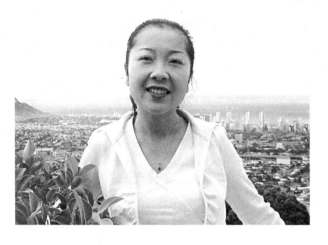

金丽,女,1974 年 12 月 6 日出生,湖北当阳人,中国共产党党员,副教授,医学博士。现为武汉体育学院运动生理学教研室副主任。

1992.9～1997.7,毕业于武汉大学医学院儿科系,获医学学士学位,并于 1995、1996、1997 年分别获得二等、三等、二等奖学金;1997～2000 年获武汉体育学院获医学硕士学位,1998～1999 年度获二等奖学金;2000～2003 年获北京体育大学获医学博士学位。2003 年 7 月任职于武汉体育学院运动人体科学系,同时获副教授任职资格,2004 年开始担任硕士研究生指导教师。

参编学术著作、译著两本:《运动生理学》硕士通用教材,高教出版社,2003 年,田野主编;《运动心理学导论》,陕西出版社,2005 年,姚家新主编;发表论文 15 余篇;主持完成"淫羊藿对骨质疏松影响的机制研究"(湖北省自然基金课题,2004ABA208);参与完成"运动性贫血时机体功能变化及营养补剂对其的影响"(国家自然基金课题,30270642);参与完成"运动人体科学专业试验课改革与创新人才培养"(湖北省教育厅教学研究项目,20050388)。

目 录

1　缩略语表

缩略语	英文名称	中文名称
AD	Aldolase	醛缩酶
G－6－PD	Glucose－6－phosphatase	葡萄糖－6－磷酸脱氢酶
GSH	Glutathione	谷胱甘肽
GSH－PX	Glutathione peroxidase	谷胱甘肽过氧化物酶
Hb	Hemoglobin	血红蛋白
MCH	Mean corpuscular hemoglobin	平均红细胞血红蛋白
MHb	Methemoglobin	高铁血红蛋白
MCHC	Mean corpuscular hemoglobin concentration	平均红细胞血红蛋白浓度
MCV	Meean corpuscular volume	平均红细胞
MDA	Malondialdehyde	丙二醛
NO	Nitric oxide	一氧化氮
NOS	Nitric oxide synthase	一氧化氮合酶
PS	Phosphatidylserine	磷脂酰丝氨酸
SA	Sialic acid	唾液酸
SOD	Super oxide dismutase	超氧化物歧化酶
TP	Total protein	总蛋白
VIT－C	Vitamine C	维生素 C
VIT－E	Vitamine E	维生素 E

2 运动性贫血时红细胞功能变化以及营养干预对其的影响

摘 要

一、研究目的和意义

运动员的贫血发生率较高。贫血会严重影响运动能力、训练效果、运动后的恢复及免疫等机能状况；有时还成为过度训练的诱因。贫血与体力负荷及营养状况的关系已引起医学界的广泛重视。

本研究的目的是建立运动性贫血的动物模型，并对长期运动训练的大鼠不同时期的红细胞膜变化进行研究，以了解运动训练对红细胞的影响，尤其是大鼠出现运动性贫血时以及潜在性运动性贫血时的红细胞膜的变化规律。为准确地反映潜在性贫血和防止运动性贫血的发生和发展提供灵敏监测指标，同时结合血红蛋白、铁代谢参数等指标来评价运动性贫血，以增加对运动性贫血诊断的准确度，为防治运动性贫血的发生和发展提供依据。并对为期 8 周运动训练的大鼠红细胞膜变化进行研究，从而进一步探讨运动性贫血的机理。

二、研究内容和方法

1. 大鼠运动性贫血模型的建立

实验中通过 10 周多级负荷力竭跑台运动建立了运动性贫血模型，并以测定 Hb、RBC、HCT 来作为评定标准。

2. 8周运动训练及抗运动性贫血剂对大鼠红细胞功能的影响 – 运动性贫血机制的探讨

本实验在大鼠运动性贫血模型基础上和抗运动性贫血剂基础上进行红细胞氧化应激状态和能量代谢功能研究;并利用先进的流式细胞技术和激光共聚焦技术对红细胞的老化进行定量和定性研究;同时利用膜蛋白一维、二维电泳技术观察了红细胞膜蛋白的变化,采用图像分析系统进行红细胞膜蛋白定量分析;通过对上述指标的综合分析,以探讨运动对红细胞损伤以及运动性贫血的发生机理。

3. 运动性贫血机理和防治措施的研究

本实验对12名贫血运动员及12名正常运动员进行了一系列红细胞指标的测定,并对其进行为期一个月的抗运动性贫血剂的治疗,以探讨运动如何造成红细胞损伤从而导致运动性贫血的机理以及如何进行防治。

三、实验结果

1. 大鼠运动性贫血模型的建立

本研究结果显示贫血评定的三个标准指标中 Hb 在 10 周力竭负荷跑台运动组和对照组之间表现出统计学非常显著性($P < 0.01$),而 RBC 和/或 Hct 在 10 周力竭负荷跑台运动组和对照组之间未表现出统计学显著性。此外,由于多级负荷力竭跑台训练持续时间太长(最长时达到一天训练十多小时),而且由于大鼠个体差异较大,从跑台的利用率来说很不经济。所以在正式实验过程中,作者没有采用此种运动性贫血模型,而是采用递增负荷跑台运动造成的运动性贫血模型。

2. 动物实验之8周递增负荷运动训练及抗运动性贫血剂对大鼠红细胞膜功能的影响 – 运动性贫血机制的探讨

在递增负荷运动所引起的运动性贫血模型上,运动导致红细胞自由基生成增加,脂质过氧化增强,抗氧化酶系统能力降低,$Na^+ - K^+ - ATP$酶活性降低,红细胞糖酵解和磷酸戊糖旁路两种能量代谢能力均降低,造成对红细胞的损伤。在递增负荷运动所引起的运动性贫血模型上,红细胞老化明显增加,这主要是由于红细胞中的自由基累积增加,抗氧化能力减弱,脂质过氧化增强所致。运动性贫血组的肌动蛋白较对照组明显降低,其原因可能和运动引起的体内自由基的形成和清除的动态平衡紊乱有关,氧自由基可使许多生物大分子如核酸、蛋白质膜多不饱和酸发生损伤,引起超氧化反应,导致膜结构和功能被破坏。同时,本文发现带 – 6 蛋白运动组较对照组明显降低。在递增负荷运动所引起的运动性贫血模型上,抗运动性贫血剂通过降低自由基的生成,并通过不同程度地提高血浆和红细胞的 SOD、CAT、GSH – PX 水平,改善红细胞糖代谢能力,有效减少红细胞的老化来治疗运动性贫血。

3.动性贫血及其机理和防治措施的研究

运动性贫血运动员红细胞自由基和脂质过氧化产物增加,抗氧化能力降低,表现为抗氧化酶系统和非酶系统能力均降低。说明运动性贫血运动员红细胞氧化和抗氧化平衡严重失调。使用抗运动贫血剂可明显减少运动后血浆和红细胞 MDA 的生成,同时提高抗氧化酶系统和非酶系统能力,改善运动员体内血液氧化还原状态。运动性贫血运动员红细胞糖酵解能力和磷酸旁路代谢能力均降低,ATP 和 NADPH 生成减少,影响机体能量代谢和 GSH – PX 活性,使用抗运动性贫血剂对磷酸旁路代谢途径有明显的改善作用,但红细胞糖酵解能力则变化不明显。运动性贫血运动员红细胞 $Na^+ – K^+ – ATP$ 酶和 $Ca^{2+} – Mg^{2+} – ATP$ 酶活性均降低,红细胞内离子平衡失调,从而影响红细胞膜的渗透性。使用抗运动贫血剂可提高 $Na^+ – K^+ – ATP$ 酶和 $Ca^{2+} – Mg^{2+} – ATP$ 酶活性,改善红细胞膜的渗透性和变形性。运动性贫血组的肌动蛋白较对照组明显降低,其原因可能和运动引起的体内自由基的形成和清除的动态平衡紊乱有关,氧自由基可使许多生物大分子如核酸、蛋白质膜多不饱和酸发生损伤,引起超氧化反应,导致膜结构和功能被破坏。运动加快了红细胞老化的过程,运动性贫血组 SA 较对照组 SA 有明显降低,PS 外翻较对照组 PS 外翻有明显升高,使用抗运动贫血剂明显延缓红细胞老化的过程,SA 有明显升高,PS 外翻率明显降低。

四、结 论

通过动物和人体实验认为运动导致运动性贫血的机理之一是:(1)递增负荷跑台运动→自由基生成增加,抗氧化能力降低→红细胞氧化应激增加→红细胞膜损伤增加。(2)递增负荷跑台运动后→红细胞无氧酵解的能力减弱,生成的 ATP 减少, $Na^+ - K^+ - ATP$ 酶和 $Ca^{2+} - Mg^{2+} - ATP$ 酶活性降低,红细胞内离子平衡失调→细胞的渗透性发生改变而影响其变形性,导致红细胞膨胀或脱水,发生溶血→运动性贫血。(3)递增负荷跑台运动后→氧自由基生成增加→红细胞老化增加,溶血率增加→运动性贫血。(4)运动训练后→氧自由基生成增加→攻击红细胞膜蛋白骨架结构→导致膜骨架结构和功能被破坏。

抗运动贫血剂的使用改善了运动员红细胞的氧化应激和能量代谢状态,延缓了红细胞老化过程,对红细胞膜蛋白骨架结构也有一定的改善作用,最终对运动性贫血起到了治疗作用。

关键词 红细胞;运动性贫血;抗运动性贫血剂;自由基;膜蛋白

Effect of Sports Anemia and Anemia Countermeasures On Red Blood Cell
（ABSTRACT）

I. Purpose and Significance of the Research

Sports anemia, which often occurs among athletes, can negatively affect athletic performance, training; post – training recovery and the functioning of the athletes' immune system. Much attention has been given by medical researchers to the relationship between anemia and nutrition.

The purpose of this research is to build an animal model of sports anemia and to monitor red cell membrane changes. The research seeks to determine the effects of training on red cell membrane, especially, when sports anemia results from extended training. This research also seeks to establish some accurate indices for sports anemia. The research evaluates and accurately diagnosis sports anemia using, as references, hemoglobin and ferrum. The research further explores the mechanism of sports anemia.

II. Contents of the Research

Part One: Establishment of a sports anemia model for rats

Two types of training were used to establish the sports anemia model: swimming and treadmill. The three indices used to evaluate this model were: Hb, RBC and HCT.

Part Two: Effect of extended training and anemia countermeasures on red cell of rats

This part of the research investigated the oxidative stress status of blood and the energy metabolism of red blood cells relating to sports anemia and anemia countermeasures. By using the flow cytometer and CLSM(two very modern techniques to study the aging of red blood cells), both qualitative and quantitative analyses were made. Gel electrophoresis was used to determine changes in the membrane protein of red cells, and quantitative analysis of the protein of red cells membrane was achieved through use of an advanced image analysis system.

From the data resulting from use of the above techniques, it was possible to explore how extended training causes damage to red cells and how this, in turn, causes sports anemia.

Part Three: The mechanism of sports anemia, preventive measures, and anemia countermeasures in athletes

In this part of research, two groups of athletes were used: one group of twelve all had sports anemia and the second group of twelve were all healthy. Blood from both groups were studied to establish initial, baseline indices. Following one month of anemia countermeasures, blood was again studied and compared for results. It was determined that extended training caused damage and loss of red cells and also determined that anemia countermeasures could restore red cells in the blood.

III. Experimental Results

Part One: Establishment of a sports anemia model for rats

After ten weeks of exhaustive training on the treadmill, Hb indices in the rats was found to be significantly lower than that of the control group($p < 0.01$). RBC and HCT were not found to be significantly lower than that of the control group. Also, it takes too long to make this sports anemia model, and can't make full use of the treadmill because the difference among the rats is too big. So, in the formal experiment, it is suggested to use the progressively more strenuous training on the treadmill to make the sports anemia model.

Part Two: Effect of extended training and anemia countermeasures on the red cell membrane of rats

Based on the sports anemia model of progressively more strenuous training on the treadmill, it was found that such training produced more and more free radicals in the blood; enhanced oxidation and peroxidation; and caused a decrease of serum SOD and Ery – SOD, serum GSH and Ery – GSH, serum CAT and Ery – CAT. This model showed that oxidative stress levels in blood are raised and oxidative injury to red blood cells is induced. This type of exercise was found to impair the energy metabolizing system and to lower the enzyme level of $Na^+ - K^+ - ATP$, which cause damage to the red blood cells. Regarding the senility parameters of red blood cells, the PS extroversion rate was significantly higher than that of the control group and the SA is significantly lower. Anemia countermeasures raised the levels of serum SOD and Ery – SOD, serum GSH and Ery – GSH, serum CAT and Ery – CAT and strengthened the anti – oxidative ability of red cells. Anemia countermeasures, thus effectively regulated oxidation levels in red cells, lowered oxidative stress and reduced senility of red cells due to oxidative stress.

Part Three: The mechanism of sports anemia, anemia preventive measures, and anemia countermeasures in athletes

Compared to the control group the athletes with sports anemia produced more free radicals in the blood; had enhanced oxidation and peroxidation; and their serum SOD and Ery – SOD, serum GSH and Ery – GSH, serum CAT and Ery – CAT levels were lower. With the raising of oxidative stress levels in the blood, oxidative injury to red blood cells was more likely to occur. The athlete's ATP was lower and their enzyme level of $Na^+ - K^+ - ATP$ was also lower, leading to damage of red blood cells. Compared to the senility parameters of the control group, the PS extroversion rate was significantly higher and the SA significantly lower. Following anemia countermeasures, the levels of serum SOD and Ery – SOD, serum GSH and Ery – GSH, serum CAT and Ery – CAT were raised and the anti – oxidative ability of the red blood cells was strengthened. The oxidation level in red cells, thus was effectively regulated by the anemia countermeasures, oxidative stress levels were lowered, and senility of red blood cells, due to oxidative stress, was reduced.

IV. Conclusion

From analysis of the results of the animal model research and of the research on athletes, it can be concluded that one mechanism of sports anemia involves the following exercise – induced factors:

A. Higher production of free radicals and the lowering of oxidation cause oxidative stress levels to rise; thus, leading to damage of red blood cell membrane

B. Impairment of the energy metabolizing system, with lower ATP production and lower $Na^+ - K^+ - ATP$, offsets the ion balance in red cells. This affects the osmotic action in red cell membrane, which leads to swelling or contracting of the cells and, finally, haemolysis and sports anemia.

C. Higher free radical production and higher senility result in the brittleness of red blood cell membrane, causing haemolysis and sports anemia.

Keywords red cell sports anemia anemia countermeasures free radicals Membrane protein

3 文献综述:长时间运动训练对红细胞功能的影响

3.1 运动性贫血

3.1.1 定义和概念

评定贫血的最简易指标为血红蛋白。在通常情况下,男性的血红蛋白值高于女性。国内外诊断运动性贫血的标准是不一样的。欧美国家诊断贫血的血红蛋白标准一般认为:女 < 120g/L,男 < 140g/L。国内成人的标准为:女 < 105g/L,男 < 120g/L,14 岁以下的儿童,男女均为 < 120g/L。与血红蛋白密切相关的是血球压积和血液粘稠度。生理学公认,最适宜的血球压积值在其正常范围的高值处,即 45% 左右。当血球压积在 45% 时,血红蛋白的数值大致相当于 16 克% 左右。正常情况下,血球压积和血液粘稠度成曲线上升,而在高血球压积(如红细胞增多症)时情况就不一样了。所以,不能简单地认为血红蛋白值越高越好。

1959 年由日本学者 Yoshimura 首次提出了"运动性贫血"这一术语,此前未曾被运动医学界所重视。近 20 年,随着对运动者血液研究的发展,深化了人们的认识。对大部分运动员来说运动性贫血只是一种相对性贫血,提出运动性贫血的前提是从事耐力性项目的运动员在进行有氧运动时,就血红蛋白的理想数值而考虑。因为血红蛋白的功能是输送氧,是决定运动员最大摄氧量的主要因素。因此血红蛋白的数量明显影响运动能力,血红蛋白也常被用以评定运动员机能状态。

3.1.2 运动性贫血的发生机理

关于运动性贫血的发生机制[1],一直有争议,多数专家认为主要有以下三种主要原因。

(1)血浆稀释引起的相对性贫血[2-3]。已有证据说明,耐力项目运动员具有较大的血浆容积(Brotherhood,1975;Dill,1974),而耐力训练伴随血浆容积的增加(Oscai 1968,Holmgren 1948)。同样的研究说明,运动员有较大的血红蛋白总量,而训练可伴随血红蛋白总量的增加。血红蛋白浓度的下降,可由于血浆容积与红细胞或血红蛋白总量不成比例的增加而造成。Brotherhood(1975)比较了耐力长跑运动员与对照组的资料,也观察到类似的结果。虽然这些长跑运动员的血红蛋白总量比其对照组高20%,但其血红蛋白浓度仍较低。由此看来,对某些运动员,运动训练引起血浆容积的增加大于血红蛋白总量的增加。血浆容积的增加是机体的一种适应性反应,其结果可增加心脏的每搏输出量和最大排血量,这有助于在剧烈运动时把氧运送到周围组织中去。如果这种适应反应伴随血红蛋白浓度的降低和随之而来的血液携氧能力的降低,这就出现一个反应补偿另一个反应的情况。由于耐力训练可增大最大摄氧量,心血管功能的正适应反应在更大程度上补偿了引起相对贫血的负适应反应。目前的问题是若能避免血红蛋白的稀释,训练效应就会大大提高。

(2)运动引起血液中红细胞破坏加剧[4-8]。高强度运动训练可对红细胞膜造成渗透性和氧化性损伤,使红细胞的变形性降低,引起溶血;在大强度无氧糖酵解训练时,由于乳酸堆积,使血液 pH 值下降,对红细胞膜带 - 3 蛋白产生影响;运动影响红细胞膜上 $Na^+ - K^+ - ATP$ 酶的活性,从而引起红细胞渗透压的改变,导致变形性下降。运动训练对红细胞膜结构和变形性能力的不良影响,最终导致红细胞破坏的加剧。

(3)运动性缺铁和缺铁性贫血[9-13]。运动员缺铁可能有以下主要三方面的原因:1. 运动时铁需要量增加,如女子因月经关系铁需要量增加,一些需要减脂肪的运动员常常摄入低热量膳食,造成摄取铁量不足。2. 铁吸收的减少。在正常情况下,铁储备不足时,机体将提高铁吸收,但缺铁运动员却不同,常有某种吸收障碍的情况。Ehn 等(1980)观察到缺铁的长跑运动员铁吸收率仅为 16.4%,而铁储备不足的对照组却为 30%。Clement 等(1983)对女长跑运动员的观察结果也类似,其原因尚待阐明。3. 铁丢失的增加。运动员的大量出汗(铁丢失可增加 100%),大便排出,出现血红蛋白尿、肌红蛋白尿、血尿以及女运动员的月经等,均造成铁丢失的增加。

(4)运动引起激素变化。运动应激引起肾上腺素释放增多,肾上腺素引起脾脏收缩和释放溶血因子，该物质增加红细胞的破损。

3.1.3 贫血对运动能力的损害

从生理学角度说，血红蛋白对氧运输起核心作用，其浓度决定了血液的携氧能力，也影响到了周围组织的供氧。由于最大运氧能力是决定最大摄氧量数值的主要因素之一，因而贫血对依靠有氧供能的运动员运动能力的影响是明显的。贫血损害耐力是无疑的，Davis 等观察到患轻度和中度贫血病人的最大摄氧量值较低。据 Sproule 等（1960）报告，贫血病人在进行小负荷量运动时心肺反应接近正常，而在大强度负荷时反应不佳。浦氏等（1979）对贫血运动员有氧能力的研究，也发现运动员在血红蛋白值低时运动能力下降。

3.2 大鼠运动性贫血模型的研究进展

3.2.1 摘 要

早在 1881 年，Fleischer 作为一名军医通过对一名士兵的暂时性血尿研究揭开了运动性贫血的序幕。血红蛋白和血细胞比容低于医学诊断的正常标准是运动性贫血的主要特点[14-15]，由于红细胞指标不一定能够准确地反应贫血是否存在以及贫血的程度，因此血红蛋白浓度是最为准确和重要的指标。运动性贫血的原因是极其复杂的[16]，运动医学学者和临床医学学者经过了一百多年也未能阐明运动性贫血的发生机制和发现合理地解决运动性贫血的方法，现有的运动性贫血原因主要从机械性刺激引发的血管内溶血[17-18]、血液稀释造成的假性状态[19-21]、饮食结构不合理形成的铁摄入和丢失之间负平衡[22-23]及出汗增加和女性月经引起的铁丢失[24-25]等方面予以解释。许多基础性科学研究由于人类道德和伦理上的限制不能在人体内直接实施，因此合理的动物模型对于运动性贫血防治有着极为重要的作用。但是，绝大多数的贫血模型是以低铁食物、换血方法所得到[26-27]，至于贫血模型的亚型——运动性贫血模型迄今为止并没有一致认可的模型建立，此研究有待于进一步探讨。作者在查阅中外近 20 多年有关运动训练而致贫血研究资料的基础上，拟对其实验中动物模型进行总结和分析，希望为日后的运动性贫血动物研究提供一定参考。

纵观运动性贫血模型建立的方法,可以划分为游泳运动、跑台运动和转笼运动,其中只有个别研究实验报道运动性的低血红蛋白现象出现。

3.2.2 运动性贫血与游泳运动的动物实验研究

国内外许多学者利用游泳作为运动手段以研究运动训练对血红蛋白浓度的影响,可是多数研究结果并没能表现出运动性贫血的特点。Ruckman 和 Sherman(1981)[28]在运动对铁和铜代谢影响的研究中对刚断奶的 SD 大鼠进行为期 9 周、每天 1.5 小时、每周 5 天的游泳运动实验,结果为雄性运动组大鼠表现出血红蛋白和血细胞比容水平分别高于安静雄性对照组($P < 0.05$),而雌性运动组和安静对照组并未表现出组间的差别($P > 0.05$),提示此强度的游泳运动并不能建立运动性贫血动物模型,尽管其表明此种方式运动可以导致肝铁储备下降和铁吸收减少。后来,Qian, Xiao, Tang, Yao 和 Liao(1999)[29]在对雌性 SD 大鼠(体重 190 ± 2g)幼红细胞膜上的转铁蛋白受体实验研究中发现 2 小时/天、5 天/周、持续 3 个月的游泳运动(正式游泳训练前有两周的训练适应期,第一周的日训练量时间为 0.5 小时,第二周的日训练时间为 1 小时)能出现血红蛋白、血细胞容积下降的趋势,但是却不能表现出统计学上的显著性差异($P > 0.05$)。单从此实验结果分析,似乎游泳运动建立运动性贫血动物模型已经为期不远,如果延长运动时间或适当增加运动强度即可得到该模型。为此,肖德生和钱忠明(2000)[30]重新设计了具体的运动实验方法,改变游泳运动持续时间由 3 个月为 6 个月、运动负荷为递增负荷即第一周的游泳持续时间为 30 分钟、第二周的持续时为 1 小时、第三周后固定为 1.5 小时,但是,仅血红蛋白水平有下降趋势而无统计学上的显著性差异的结果($P > 0.05$)又出现在该研究结果中。同时,国内体育界学者黄园(2001)[31]在其博士学位论文的 8 周龄 SD 大鼠研究中发现游泳运动诱导产生低血色素的探讨有待于进一步深入,一次性大负荷间歇游泳运动(静水中按自身体重 8%负重游泳 1 分钟、间歇 2 分钟、共游 16 次)并不能诱导血红蛋白水平的显著性下降,15 天的耐力训练(第 1、2 天 30 分钟 × 2,第 3 - 6 天 40 分钟 × 2,第 7 天休息,第 8 - 1 天 40 分钟 × 2,第 14 天休息,第 15 天 60 分钟 × 1)也不能产生运动性低血色素,对于 15 天的无氧训练(第 1 天 1 分钟 × 6 × 2,第 2 - 6 天 1 分钟 × 8 × 2,第 7 天休息,第 8 - 13 天 1 分钟 × 8 × 2,第 14 天休息,第 15 天 1 分钟 × 12),尽管运动后 24 小时组的血红蛋白水平显著低于对照组(135 ± 5g/L,144 ± 4g/L),但是运动后即刻组和 48

小时组并未表现出显著性差异。随后,Qian Zhongming,等(2002)[32]对雄性 SD 大鼠进行为期 12 个月的游泳实验研究,其对老鼠实施每天 2 小时、每周 5 天的运动训练,结果显示 6 个月和 12 个月的游泳训练并不能形成真正的低血红蛋白和低血细胞压积状态。由此可见,游泳运动建立运动性贫血运动模型的可能性有待于质疑和进一步探索。游泳运动建立运动性贫血模型惟一成功实验是国内学者朱全等(1998)[33]建立的,该研究将雄性 Wistar 大鼠随机分为 3 组:对照组(常规饲养);一般游泳训练组(实施每周训练 5 天,每天训练 1 次,第一次 10 分钟,此后逐渐递增,第 1 周末时每天游泳半小时,第 2 周末时每天游泳 1 小时,第 3 周末时每天游泳 2 小时,此后维持此运动量至第 8 周;过度负重组(前三周训练安排同一般游泳训练组,第 4 周尾部负重从 0.5%体重逐渐递增至 1%体重,第 5 周末增加至 2%,第 6 周起每天上、下午各训练 1 次,上午负 2%体重游泳 2 小时、下午负 3%~7%体重游泳 2 小时,第 7、8 周于夜间再增加 1 次负重 3%~7%的训练)。其实验结果显示运动后 24 小时血红蛋白水平对照组和过度负荷组(13.72±0.98g/dl,11.42±0.66g/dl)、一般游泳训练组和过度负荷组(13.8±5.64g/dl,11.42±0.66g/dl)之间表现出统计学显著性差异。由此可见,一般负荷的游泳运动不能降低大鼠血红蛋白的水平,大负荷的游泳运动有助于运动性贫血的发生。

3.2.3 运动性贫血与跑台运动的动物实验研究

大鼠的跑台运动与游泳运动表现一致的特点即大负荷可能是运动性血红蛋白水平降低的关键条件。McDonald R,Hegenauer J,Sucec A 和 Saltman P(1984)[34]以为期 6 周、每周 3 天、初始速度为 0.40m/s、坡度为 6 度和终止速度为 0.55m/s、坡度为 10 度的递增负荷上坡跑台运动方法来研究运动对雌性断奶 5 周 SD 大鼠血红蛋白和肌红蛋白水平的影响,结果显示此运动方式并不能降低运动组大鼠的血红蛋白水平(运动组 16.0±2.0g/dl,对照组 15.6±1.3g/dl)。与此相反,国内学者叶剑飞等(1992)[35]在用 3 月龄 SD 雄性大鼠一般负荷训练和过度负荷训练进行大鼠过度训练模型建立的同时,发现一般负荷组血红蛋白水平略高于安静对照组(P>0.05),过度训练组大鼠血红蛋白水平较安静和一般负荷组明显降低(P<0.01)。其 8 周的训练安排为两组开始均以 10%坡度、10m/min 速度熟悉跑台,1 周后将速度增至 15m/min,每天增加 10min 至每天跑 60min,一般训练组即保持此训练负荷,过度训练组还在此强度训练 1 周后将速

度每天增加 5m/min 至 30m/min,训练时间增加至 90min,1 周后将速度增至 40m/min、晚上加训 30min,再 1 周后,白天和晚上各加训 30min。之后,国内学者郑陆等(2000)[36]对 2 月龄雄性 SD 大鼠实施为期 8 周、坡度为 10 度、6 天/周的持续大运动量跑台训练(包括一般训练和力竭性训练各 4 周),具体安排为第 1 周每天完成 10m/min × 10min 的跑台运动;第 2 周每天完成 10m/min × 10min 跑后继续完成 15m/min × 10min;第 3 周每天进行 10m/min、15m/min、20m/min 各 10min 的持续跑台运动;第 4 周每天分别进行 10m/min、15m/min、20m/min、25m/min 各 10min 的持续运动;第 5 周之后每天以 15m/min、20m/min、25m/min 各 10min 运动后加速至 30m/min、35m/min 各 20min。作者在测试和分析第 4 周、6 周和 8 周血红蛋白水平后发现训练组第 6 周和第 8 周表现出与血红蛋白水平显著低于对照组特点(对照组:第 6 周 151 ± 3g/L,第 8 周 138 ± 8g/L,训练组:第 6 周 134 ± 13g/L,第 8 周 115 ± 10g/L)。但是,SD 大鼠年龄、性别是否会影响跑台运动性贫血模型的出现及跑台运动强度、持续时间是否是运动性贫血模型建立的关键因素仍是一个"灰箱"。

3.2.4　运动性贫血与其他运动的动物实验研究

电动旋转鼓(electric rotating drum)是除游泳和跑台运动之外建立运动性贫血动物模型的第三种运动种类,并且其应用效果也不次于前两种运动方法。Spodaryk 等(1985)[37]以转速为 25m/min 的电动旋转鼓为运动工具,研究为期 30 天,每天 3min、每天 5min、第一天 1min 和 1 分钟/天递增、第一天 2 分钟和 2 分钟/天递增四种运动方式对雄性 Wistar 大鼠(240 ± 25g)的红细胞中酶类影响,发现四种运动方式都能产生以血红蛋白水平显著下降为特征的运动性贫血,且第二组和第四组表现出更高的模型特点(P < 0.01)。可是,运动性贫血多发于耐力型、女性运动员,此种以雄性大鼠旋转鼓为运动工具的方法(其运动方式与现实中的人体耐力型项目运动有极大区别)似乎不能够真实反映人体的运动性贫血。之后,Szygula 等(1986)[38]以转速为 1.47km/h 的电动旋转鼓为运动工具对雌性和雄性 Wistar 大鼠进行为期 35 天的运动训练实验研究,他们发现每天 1min 和每天 2min 的延长递增训练均能引发雌、雄性大鼠的血红蛋白水平、血细胞压积和红细胞数目下降,特别是每天 2min 的递增训练可以引起雌、雄性大鼠理论意义上的运动性贫血。尽管此两个训练方案均可以产生运动性贫血特征,但是其内部机理如何和是否由于其训练负荷大于

以前没有出现低血红蛋白水平和血细胞压积特点的训练方案有待于探讨。

3.2.5　小　结

(1)运动负荷越大运动性贫血出现的可能性越大。

(2)附有高撞击性运动如跑台运动和电动旋转鼓运动可能易于诱发运动性贫血。

(3)Wistar大鼠可能比SD大鼠更易出现运动性贫血的特征。

3.3　红细胞膜的生物学

3.3.1　红细胞膜的组成[39]

红细胞膜是由蛋白质、膜脂质、膜糖类及膜酶类等组成,红细胞膜中蛋白质约占60%,脂质占40%,糖类只占少量成分。按照"膜的流动镶嵌"学说的模式,红细胞膜以双层脂质为支架,蛋白质镶嵌于脂质之间,膜脂质呈液态状,其中的膜蛋白可以移动。

3.3.1.1　红细胞膜脂质结构

红细胞膜与其他细胞膜不同,脂质占的比重较多。其中磷脂占60%,包括神经磷脂(SM)、丝氨酸磷脂(PS)、胆碱磷脂和乙醇胺磷脂。胆固醇和中性脂肪占33%,其余是糖脂类化合物。在膜的外表面以胆碱磷脂及神经磷脂为主;内表面以丝氨酸磷脂及乙醇胺磷脂为主。红细胞膜内除磷脂外还有糖脂。糖脂也有多种,其中以神经糖脂为主,它由神经酰胺、半乳糖和葡萄糖组成。这种糖脂很活跃,多集中于膜的外表面,有多种功能。膜脂质成分的改变,对阳离子的被动通透及红细胞的柔韧性均有影响。若膜脂质中磷脂和胆固醇的比例发生改变,将出现溶血;单间磷脂和乙醇胺磷脂的比例改变亦可导致溶血。

3.3.1.2　红细胞膜蛋白质

3.3.1.2.1　红细胞膜蛋白质的结构

红细胞膜上的蛋白质,没有单纯蛋白质,多是与脂质或糖结合在一起的脂蛋白或糖蛋白。这些蛋白质既有维持红细胞结构的作用,又有一定的功能作用,仅起结构作用的蛋白质很少。分离蛋白质的方法很多,采用十二烷基磺酸钠聚丙稀酰胺电泳(SDS – PAGE),可将红细胞膜的蛋白质分成七个区带,其中一些含量少的蛋白质也按分子量大小排列,称2.1或4.1、4.2等,各区带的分子量及功能见表3 – 1及表3 – 2。

表3 – 1　人红细胞膜的主要蛋白质

蛋白质	成　分	基分子量	存在形式	数/细胞	占膜蛋白%
1	收缩蛋白 α 链	260	$\alpha_2\beta_2$ 四聚体	10^5	15
2	收缩蛋白 β 链	225	$\alpha_2\beta_2$ 四聚体	10^5	15
2.1	锚蛋白(2.1)215	单	体	10^5	
3	阴离子通道	89 – 95	四聚体	2.5×10^5	25
	$Na^+ – K^+$ ATP 酶	90	四聚体		
	乙酰胆碱酯酶	89			
4.1a		80		2×10^5	4.2 – 6
4.1b		78			
4.2	蛋白激酶	72		2×10^5	3 – 4
4.5	葡萄糖运转蛋白	49			
4:9		45 – 48			
5	肌动蛋白	42	12 – 17 单位聚体	5×10^5	4 – 5
6	3 - 磷酸甘油醛脱氢酶	35	四聚体	5×10^5	5 – 6
7	原肌球蛋白(?)	32	二聚体		1.0
7.2	调节 K^+ 离子通道				

(引自《红细胞疾病基础与临床》P6 科学出版社表 2 – 1)

表 3-2 红细胞膜的蛋白质成分和功能

区带	名　称	存在部位	生　理　功　能
1	收缩蛋白	内侧	有膜支架和收缩功能
2	收缩蛋白	内侧	有膜支架和收缩功能
2.1	锚蛋白	内侧	连接收蛋白与带 3 蛋白
3	阴离子转运蛋白	贯穿	转运阴离子
4.1	带 4.1 蛋白	内侧	与收缩蛋白及膜蛋白结合,连接收缩与糖蛋白 c
4.2	蛋白激酶	内侧	可与带 3 蛋白结合
4.5	带 4.5 蛋白	贯穿	转运葡萄糖
4.9	带 4.9 蛋白	内侧	与膜动蛋白结合
5	膜动蛋白	贯穿	与收缩蛋白及带 4.1 蛋白结合
	肌动蛋白	内侧	
6	G-3PD	内侧	有 3-磷酸甘油醛脱氢酶活性
7	带 7 蛋白	内侧	可能有 Ca^{2+} - ATP 酶活性,可与膜动蛋白结合
PAS-1	血型糖蛋白 A	贯穿	MN 和 ABH 血型抗原
PAS-2	血型糖蛋白 A 单体	贯穿	MN 和 ABH 血型抗原
PAS-2	血型糖蛋白 C	贯穿	与带 4.1 蛋白结
PAS-3	血型糖蛋白 B 单体	贯穿	N 及 Ss 血型抗原
PAS-4		贯穿	

区带 1 及 2 统称为收缩蛋白(spectrin),收缩蛋白是红细胞骨架蛋白中最主要的组成部分,α 和 β 亚基按首尾相反方向扭合形成二聚体,二聚体再以首尾相连形成四聚体。位于红细胞膜的内侧,满布于胞浆内,它与肌肉中的肌球蛋白相似,可与区带 5 肌动蛋白结合,有伸展及收缩功能。区带 1 及 2 不仅可与区带 5 结合,还可与膜内区带 3 结合,通过 2.1 蛋白(又称锚蛋白,长约 10nm)作为桥梁。另外区带 1 及 2 还可与 4.1 蛋白结合,这些相互结合的蛋白现统称骨架蛋白(skeletal protein)(包括 1,2,2.1,

4.1及5),维持着红细胞的正常形态和功能。近年来对区带1及2的结构研究进展很快,它们与2.1、4.1及5所结合的部位已全部清楚,并依赖骨架蛋白之间的相互作用维持着红细胞的正常形态及功能。

糖蛋白[40]暴露在膜外层脂质的表面,呈树枝样结构。大多带有红细胞抗原及/或受体,例如血型糖蛋白及各种转运蛋白等。这些膜蛋白贯穿或延伸在双层脂质中,与疏水的脂质核心相互作用,紧紧地固定在膜上。

区带3[41-42](band-3 protein)是贯通脂双层的内部蛋白质,称为阴离子交换蛋白,有两个亚基以二硫键相联,分子量约为95KD,占膜蛋白总量的25%。它与水及阴离子运转有关,所以又称为阴离子通道。带-3蛋白是一个糖蛋白,大约含5%~8%的糖(半乳糖,乙酰氨基葡萄糖,岩藻糖,甘露糖,乙酰氨基半乳糖)。可分为三部分,膜外区(端)含大量糖;跨膜区,这个区最大的特点是多肽链穿膜14次,含大量螺旋,构成亲水通道,带正电荷,是转运阴离子的部位。第三段为胞浆区(端),这一段含有大量酸性氨基酸残基,可与血红蛋白、3-磷酸甘油醛脱氢酶、醛缩酶、区带4.1、4.2及收缩蛋白等许多蛋白结合。带-3蛋白转运离子的作用主要靠其变构作用,可双向运转,依分离条件而定,靠此来维持细胞内离子的平衡。

区带4位于红细胞膜内侧,在电泳图谱中可分为5个区带,分别称其为4.1a、4.1b、4.2、4.5、4.9蛋白。4.1分子量为78000道尔顿,4.2为72000道尔顿,4.1是红细胞膜骨架蛋白之一。4.1蛋白的名称来自SDS-聚丙烯酰胺凝胶电泳图谱,Fairback将图谱上的区带依分子量大小排列顺序从1-7命名,后来由于发现在4-5区带之间还有许多蛋白,所以将这些蛋白取名4.1、4.2、4.5至4.9蛋白。

4.1蛋白是球状、由两个亚基组成,称4.1a(80KD)和4.1b(78KD)。4.1a/4.1b在正常红细胞中有一定比值,其比值随红细胞的老化而增加。如用胰凝乳蛋白酶进行处理,可分为四个区:从N-末端的第一个区是30KD的基本区,其导电点为pH7.8,此区特点是富含半胱氨酸(7个),3个潜在的N连接的糖基化位点,及两个磷酸化部位;第二区是16KD;第三区是10KD,此段有与收缩蛋白结合的位点;第四区是C-末端,有N-乙酰氨基葡萄糖的位点,其等电点为pH5,C-末端是可变区,4.1a及4.1b即在此区有差异,4.1a是24KD,4.1b分子量较小是22KD,两者只差几个氨基酸。4.9蛋白有三个亚基,两个48KD亚基,一个52KD亚基,4.9蛋白在溶液中以二硫键交联成四聚体,可结合在肌动蛋白微丝表面,4.9蛋白可与带 3 蛋白结合,极易被依赖 cAMP 激酶、Ca^{2+} 激活的激酶以及蛋白激酶 C 磷酸化,因此认为它可能通过磷酸化作用调节肌动蛋白和其他蛋白的结合。

区带 5 位于红细胞膜内侧,分子量为 42000 道尔顿,其性质颇似肌动蛋白,它是红细胞骨架的重要组成成分之一。红细胞的肌动蛋白早已提及,它的结构与肌肉的肌动蛋白极相似,分子量为 45KD。红细胞的肌动蛋白有两种形式:一种是纤维状的,由 12 ~ 17 个肌动蛋白聚合而成,大约长 7mm,在电镜下可见长的纤维;另一种是球状的。文献报道[42]可能与收缩蛋白结合时是球状肌动蛋白,与质膜相结合时是纤维肌动蛋白,至于两者之间如何转换,转换的条件是什么,都未见有具体的报道。此区内还有一个蛋白,称原肌球调节蛋白(Tropomodulin),分子量为 43000。可与肌球蛋白结合。

区带 6 位于红细胞膜内侧,分子量为 35KD,具有 3 - 磷酸甘油醛脱氢酶活性。

区带 7 分子量为 32KD,有人认为它似肌钙蛋白,也有人认为有 Ca^{2+} - ATP 酶的活性,现在还不甚清楚。与该蛋白分子量相近的还有一蛋白,称原肌球蛋白(Propomyosin)。由于它的分子量与 7 接近[43],在 SDS - PAGE 中与带 7 同区。每个分子原肌球蛋白可与 6 ~ 7 个肌动蛋白单体结合。由肌动蛋白组成的纤维状肌动蛋白,大约有 33 ~ 38nm,相当于 12 ~ 14 个肌动蛋白单体,其长度正好与肌动蛋白二聚体的长度相似,所以提出原肌动蛋白束缚肌动蛋白,以保证发挥其生理功能。

加合素[44](adducin)是由分子量为 10000 与 105000 的 2 个亚基组成,电镜下呈不规则盘状。加合蛋白与收缩蛋白及肌动蛋白复合体结合,在其亚基上有与钙调素蛋白的结合点,在 Ca^{2+} 存在下,可与钙调素形成 Ca^{2+} - 钙调蛋白 - 加合素复合体,使收缩蛋白与肌动蛋白结合减弱。因此,加合素通过 Ca^{2+} 和钙调蛋白影响骨架稳定性,从而影响红细胞的形态。

SDS - PAGE 如不用考马氏亮兰染蛋白质,而用过碘酸 - 雪夫试剂染色,可分为四种糖蛋白[45]:PAS1、PAS2、PAS3、PAS4,总称血型糖蛋白(glycophorin)。PAS1 又称血型糖蛋白 A,因其有血型物质(MN 型,ABH 血型而命名,亦称涎糖蛋白质(sialoglycoprotein),因细胞膜中几乎半数以上涎酸皆在此组中。PAS1 与 PAS2 在分子量上约有倍数关系,所以有人认为 PAS1 是 PAS2 的二聚体。

PAS1：分子量 36000，富含糖，结构分三个区：胞外第 3 区，1～17 个氨基酸，是红细胞表面电荷的主要来源，对于防止红细胞相互聚集和与血管壁的粘连起重要作用，此部位也是 MN 血型抗原的携带区；膜内微区，72－100 氨基酸，与脂双层的 PS 及 PI 相联；伸向胞浆的部分是含 101－131 氨基酸，此区功能不详。

PAS2：分子量 20000，从基因结构分析，PAS1 含有 7 个外显子，除 1、7 不表达外，2－6 都表达。PAS1 和 PAS2 结构很相似，只是没有外显子 3 及 6。

PAS3：分子量 32000，蛋白部分只有 14000，其余是糖。

PAS4：分子量 23000，蛋白部分只有 11000。从基因结构分析，PAS3 有 4 个外显子，PAS4 比它少第 1 个外显子。

需指出的是用 SDS－PAGE 方法并不能纯化红细胞膜中的全部蛋白质，尤其是膜锚蛋白几乎全部丢失。

3.3.1.2.2　红细胞膜蛋白质的功能

红细胞膜蛋白在红细胞分化、发育、运动及代谢过程起着重要作用[46]：

＊ 维持红细胞的正常形态区　带 3 蛋白在椭顶红细胞表面形态、防止变形方面起重要作用。当骨架发生某些改变时，红细胞外形可能发生改变。

＊ 保证红细胞运动和变形性　骨架使红细胞稳定、有弹性、易变形，有利于红细胞在微血管中运行。当骨架异常时，红细胞变得僵硬、成束状。

＊ 稳定脂质双层结构　保持红细胞脂质双层磷脂分布不对称性，防止非双层结构形成，限制嵌入膜蛋白地横向扩散。

＊ 保证类脂和嵌入的蛋白质在细胞表面地均匀分布，防止细胞内含物泄漏。

＊ 信息传递作用　骨架蛋白主要是用于肌醇磷脂反应而产生信息传递作用。

＊ 用酶解去骨架后就能触发 IgG 结合于膜，促使巨噬细胞识别和吞噬，从而把衰老红细胞从循环血液中清除，所以骨架蛋白对免疫功能也起作用[47]。

3.3.1.3 膜酶类

Hanahan用低渗溶液处理红细胞,进行酶分析,提出膜的酶可分为两大类:一类位于膜上,胞浆内不存在,例如核苷酸代谢酶类(腺苷酸化酶等),糖代谢酶类(各种核苷酸),ATP酶($Na^+ - K^+ - ATP$酶,$Ca^{2+} - ATP$酶),蛋白激酶及乙酰胆碱脂酶等;另一类既存在于膜上,也存在于胞浆内,例如某些磷酸酶类(酸性磷酸酶,2,3二磷酸甘油醛脱氢酶,乳酸脱氢酶等),谷胱甘肽过氧化物酶(谷胱甘肽还原酶,谷胱甘肽过氧化物酶)。以上两大类也不能截然分开,由于许多方法处理过程,必使酶失去本性,发生聚体或解聚,因而得出不同的结果。

3.3.1.4 膜糖类

红细胞膜上的糖类很多:有半乳糖、甘露糖、岩藻糖、葡萄糖和涎酸。含量较多的是乙酰半乳糖胺及 N - 乙酰神经氨酸,这些糖大多数伸展在膜外。多肽链的侧链有多种功能,如抗原性、受体反应、信息传递等,都与糖蛋白的糖基密切相关。

3.3.2 红细胞膜的结构[48]

红细胞膜的结构与其他细胞的膜相似。根据"流动镶嵌学说"的基本论点,红细胞膜以脂质双层为主要支架,中间嵌入未酯化的胆固醇及糖脂分子。蛋白质则嵌入双脂层的内层和外层,或贯穿于双层。此种构型使脂质和嵌入的蛋白质在膜的平面中能较自由地横位移动,而贯穿于双层的蛋白质,移动将受较大的限制,并对脂质双层起固定作用。依其在脂双层上的位置分为两类:一类处于膜的内表面或外表面,不镶嵌入脂质双层,称为"外在性"蛋白。红细胞膜的外在性蛋白质很多,1、2、4、5、6都位于膜的内表面;另一类嵌在脂质双层内部,有的甚至贯穿膜的全层,称为"内在性"蛋白。$Na^+ - K^+ - ATP$酶及 PAS1,2,3 及 4 都是内在性糖蛋白。由于糖蛋白一端暴露于膜的外表面,另一端深入到膜的内表面,中间插入脂质双层中,因此说膜的内外两侧是不对称的。

红细胞膜类似地球表面,由不同的板块拼接而成[49],蛋白质与其周围的脂质构成板块。红细胞膜的碎裂也常发于板块之间。流动镶嵌学说的主要论点是细胞膜不是静态的,膜中的脂质具有液晶的性质,经常处于液态、晶态的中间态、液晶态,有流动性,有利于红细胞的柔韧性和变形性。脂质分子的运动尤为活跃,有横向扩散、自身旋转、膜内外层之间的跳跃等。红细胞膜脂质含量较其他细胞膜稍高,而其所含脂肪不饱和程度也高,熔点大多低于正常体温,脂肪酸分子可以自由运动。红细胞膜脂质除磷脂外还有胆固醇,膜的胆固醇对温度十分敏感,现在所知胆固醇有两种作用:当温度低于相变温度时,它可增加膜的流动性;当温度高于相变温度,它又可降低膜的流动性,所以有人说它是调节因素。由于膜的脂双层大部分呈液晶态,膜内蛋白质及脂质分子可以在薄板样的结构内自由移动。脂质和蛋白质虽可在双层分子层中自由移动,但膜的各种组成成分也不能任意漂流,必须有秩序的排列在膜上,在膜内膜外按照一定位置分布。

3.3.3 红细胞的能量代谢

红细胞为了维持其存活和功能,必须消耗能量。红细胞内不含糖原,而由膜上的转运蛋白(区带 3a 蛋白)从血浆中摄取葡萄糖。成熟红细胞内的葡萄糖则是由效率较低的分解途径来生成高能磷酸化合物,主要经无氧酵解途径和磷酸己糖旁路进行代谢。此外,在糖酵解过程中还有一个合成 2,3 二磷酸甘油酸(2,3 - DPG)的支路。

无氧酵解通路:系指在无氧条件下,红细胞葡萄糖经过一系列磷酸化过程,最后变成乳酸或丙酮酸;同时使二磷酸腺苷转变为高能量的 ATP (图 3 - 1)。红细胞内 ATP 的功能为:(1)供给糖酵解本身需要的能量;(2)供给钠泵能量,维持红细胞内高低水平;(3)供给钙泵能量,维持红细胞内低钙浓度;(4)在血浆脂肪酸组合入红细胞膜磷脂的过程中供给能源。以上作用对维护红细胞的能量代谢、渗透压、变形性及膜通透性等方面必不可少。无氧酵解受三种限速酶的调节,即己糖激酶、磷酸果糖激酶和丙酮酸激酶。这三种酶只能催化正向反应。并且,糖酵解对 pH 很敏感,适当增高则酵解加速;在 pH7.0 以下,糖酵解几乎停止。

磷酸己糖旁路:系指 6 - 磷酸葡萄糖经 6 - 磷酸葡萄糖脱氢酶(G - 6 - PD)转变为 6 - 磷酸葡萄糖酸等一系列变化,形成 3 - 磷酸甘油醛或 6 - 磷酸果糖再进入无氧酵解途径(图 3 - 1)。这是葡萄糖的直接氧化代谢过程。与无氧酵解不同,此旁路不能生成高能磷酸化合物,它的主要功能是使 NADP + 还原为 NADPH,后者最主要的功能是使氧化型谷胱甘肽(GSSH)还原为谷胱甘肽(GSH)。此途径的限速酶为 6 - 磷酸葡萄糖脱氢酶(G - 6 - PD)。

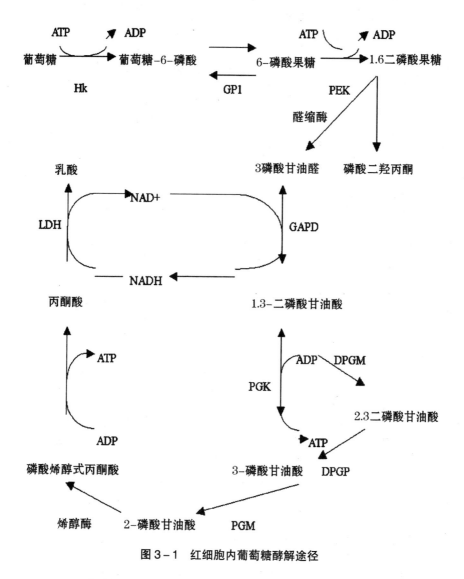

图3-1 红细胞内葡萄糖酵解途径

2,3二磷酸甘油酸支路:是糖酵解中1,3-DPG处延伸出的一个小支路(图3-2)。其功能有二:第一,是红细胞内能量的储存库。第二,能影响Hb的氧离曲线,可逆地只与脱氧Hb结合,降低Hb对氧的亲和性,有利于Hb向组织释放氧。红细胞内增加2,3-DPG的生成,是贫血和缺氧状态的一个重要代偿机制。

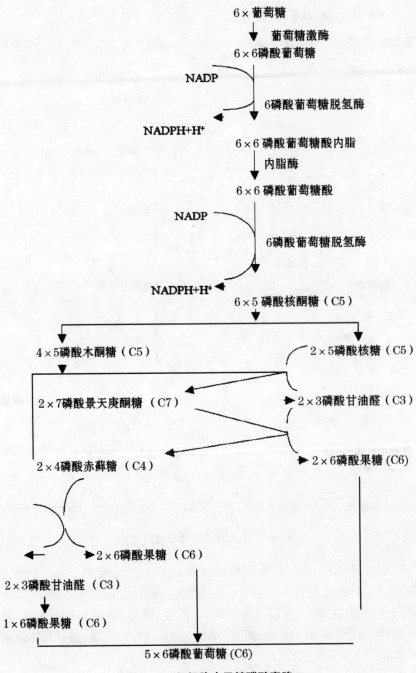

图3-2 红细胞内己糖磷酸旁路

3.3.4　红细胞膜的功能[50]

红细胞膜除了维持红细胞的正常形态外,红细胞与外界环境发生的一切联系(如物质转运,免疫,信息传递及药物的作用等)都必须通过红细胞膜。

3.3.4.1　物质运输

细胞内外物质交换须通过膜,红细胞内外气体、无机离子、糖、氨基酸等的浓度差别较大,所以非一般扩散原理所能解释,许多物质的运转都有其各自的特异机制。

由于膜是脂质双层结构,脂质不溶于水,脂溶性物质可以自由通过,而水分子虽小但也不能自由通透。脂质双层中还镶嵌有蛋白质,蛋白质多肽链卷曲的螺旋结构在其卷曲时一般将疏水氨基酸残基暴露在外面与脂质双层相接,亲水性氨基酸残基朝向里面,形成亲水性孔道,可使极性的水分子通过。实验证明红细胞膜的区带 – 3 蛋白与水的运转有关。至于阴离子运转也和水相似。也有阴离运转的载体,许多实验说明区带 – 3 蛋白是阴离子载体,也可能是阴离子运转也带着水分子一起通过膜,带 – 3 蛋白对阴离子的转运是不需能过程,但与细胞的功能状态有关,它主要介导 $HClO_3^-$ 与 Cl^- 进行 1:1 的交换,以维持体内酸碱平衡。

红细胞膜内外阳离子的浓度差别很大,Na^+、K^+、Ca^{2+}、Mg^{2+} 四种离子在红细胞内和血浆中的浓度差值如表 3 – 3 所示。如钙离子在细胞外的浓度是胞内的 1000 倍。它们的运输主要靠 ATP 酶的作用,这种需能量的运输方式称主动运输。维持细胞内外阳离子浓度的显著差值主要靠两种阳离子泵,钠泵和钙泵。红细胞膜上有多种 ATP 酶:如 $Na^+ - K^+ -$ ATP 酶,可特异地被乌本苷所抑制,这个酶可把细胞内 Na^+ 泵出胞外,同时又把胞外 K^+ 泵进胞内,所以又称 Na/K 泵。总之,钠泵的功能是维持细胞内高 K^+ 低 Na^+ 浓度和正常的红细胞容积。如果 Na^+ 透入 > K^+ 的排出,则红细胞肿胀,Na^+ 的透入 < K^+ 的排出则红细胞缩小。此外还有 $Ca^{2+} - Mg^{2+}$ ATP 酶,比 $Na^+ - K^+ -$ ATP 酶活性高,可能是它的 38 倍,所以 Ca 泵在维持 Ca^{2+} 细胞内外浓度之差起很重要的作用。钙泵受钙调素(calmodulin)的调节。当细胞内 Ca^{2+} 浓度升高时,Ca^{2+} 与钙调素结合,激活膜上的钙泵,使 Ca^{2+} 排出,Mg^{2+} 保留于体内。如果钙泵失效,透入细胞内 Ca^{2+} 的增多,将使膜变得僵硬,细胞皱缩,红细胞成为具有突起的棘细

胞(echinocyte)。

表3-3　红细胞及血浆的阳离子浓度(mmol/L)

阳离子	红细胞	血浆
钠	5.4－7.0	135－145
钾	98－106	3.6－5.0
钙	0.0059－0.019	21－26.5
镁	3.06	0.65－1.05

葡萄糖的运输有赖于特殊的受体-葡萄糖运输蛋白(Glucose transporter),称GLUT,这个家族共有5种蛋白(GLUT-5),GLUT结构特点是它的C端及N端都伸向胞浆面,有12个跨膜段。红细胞存在的是GLUT-1,其运转方式与阴离子通道相似,通过变构将葡萄糖从胞外运到胞内。几秒钟内即可达到细胞内外平衡,这种受体与葡萄糖的亲和力很强,当受体与葡萄糖结合后,发生空间变构,将葡萄糖从胞外送入胞内。

3.3.4.2　红细胞膜抗原性

红细胞膜上的抗原性物质是由遗传基因决定的,其化学组成为糖蛋白或糖脂。在红细胞系统中,已发现400多种抗原物质,分属于20多个血型系统。近年对血型抗原的研究很多,例如:ABO血型系统:含A、A1、B和H抗原;Lewis血型系统:含Lea和Leb抗原;P血型系统:含P1和P抗原;Ii血型系统:含I和i抗原;Rh血型系统:含D,C/c和E/e抗原;Kell血型系统:含K和k抗原等。

3.3.4.3　红细胞的变形性

人类红细胞在生存期间,循行数百公里,经受数十万次心内涡流的冲击,挤过无数管径小于自身的微血管和孔隙,说明它具有相当大的耐摩擦和耐撕拉性能,并有很大的变形性和柔韧性。红细胞的功能与红细胞变形性及寿命相关,红细胞具有变形性有利于其自身通过微循环。红细胞的直径约为$8\mu m$,但某些微血管如脾窦的毛细血管直径$2\sim 3\mu m$,正常红细胞通过时形态发生改变,从盘状变为细长条状,因而容易通过。如果膜变形性差,则红细胞将无法通过微循环。因此,从这一点出发,红细胞变形性有利于机体对异常红细胞的清除,因为衰老或有病变的红细胞变形能力均有下降,在通过微血管时受挤压而破溶,或受阻于狭小的脾窦裂隙,从而被脾窦吞噬细胞吞噬清除。红细胞经过显著变形后仍能恢复双凹盘形,与多种因素有关。其中最主要的是红细胞面积体积比率(S/V)、红细胞膜本身的柔韧性及细胞内部的粘滞性。两面凹的盘型红细胞,其面积相对大而体积较小,面积超过能容纳所有内容物的最小面积(球形体)的60%~70%,多余的面积赋予膜以高度的变形性能。红细胞保存期越长,红细胞变形性下降越明显,表明变形性下降是老化红细胞破坏的一个重要因素。

3.3.4.4 受 体

红细胞膜上有多种蛋白能与外界化学物质结合。这些蛋白质称为该物质的受体(receptor)。红细胞膜上至少有四种受体:激素受体,如胰岛素受体;递质受体,如异丙肾上腺素受体、去甲肾上腺素受体;丙种球蛋白受体,如血型抗原;病毒受体,如流感病毒受体。除此之外,红细胞膜上还有两种特殊作用的受体:红细胞生成素受体(EPO receptor),转铁蛋白受体(ferritin receptor)。

3.3.4.5 免疫功能

红细胞的主要作用是运送呼吸的气体,白细胞具有免疫和防御功能。到20世纪50年代,Nelson[51]等体内外实验中,发现微生物与相应的补体和抗体所形成的复合物,能粘到哺乳类动物的红细胞上并能增强白细胞的吞噬功能,并将此现象称为红细胞免疫粘附(Red Cell Immune Adherence,RCIA)[52]。进一步研究证实了红细胞膜表面具有 I 型补体受体(Complement Receptor Type I,CR1),红细胞可通过 CR1 与抗原–抗体–补体复合物结合[53]。但这并未引起学术界的重视,直到1981年,Siegel[54]等才提出红细胞免疫系统概念,完善了对红细胞功能的认识。从此,红细胞免疫研究迅速发展,大量研究表明红细胞不仅参与机体的免疫反应,还参与免疫调控,红细胞的某些免疫功能是其他免疫细胞不能替代的。

血清学家用红细胞凝聚和血凝抑制实验诊断疾病始于较早,但是对其分子生物学机制并不清楚。近年来由于对红细胞膜的研究,才有所了解。例如,冷凝集素在低温下才可使红细胞凝集,有人认为低温下膜流动性减低,使膜受体暴露;又有人认为在 16 – 20℃ 以下,膜脂质分成凝胶和液态两种区域,冷凝集素的相应抗原(J 或 SPI 抗原)选择性的居于液态区域,使局部抗原浓度增加,便于抗体 – 抗原结合和细胞间桥梁发生凝集。由于红细胞数量多,血循环中 95% 的 C3b 受体位于红细胞膜上,一个抗原抗体补体复合物被红细胞清除的机会比白红细胞多 500～1000 倍。因此,红细胞能防止免疫复合物的沉积。红细胞可粘附于胸腺细胞和 T 淋巴细胞上,在抗原与 T 淋巴细胞上,抗原与 T 淋巴细胞之间起媒介作用,有助于 T 细胞的特异性激活。红细胞表面还有过氧化物酶活性(非血红蛋白过氧化物酶)。这些表明:红细胞具有类似吞噬细胞的某些免疫功能。因此,输红细胞还可增强免疫机能。

(1)清除免疫复合物的作用　红细胞膜上有 CR1 受体,CR1 和补体的作用是红细胞具有免疫功能的重要因素。Medof[55]等的研究结果支持这一观点。Walport[56]等研究了红细胞粘附免疫复合物后,红细胞表面所粘附的免疫复合物被转运到吞噬细胞上,吞噬细胞所得到的免疫复合物量与红细胞膜免疫复合物的浓度呈平行关系,同时红细胞又完整地回到循环系统中。由于先天性或获得性因素,导致红细胞表面的 CR1 受体数量减少或活力下降,可致免疫复合物在组织中沉积,产生免疫复合物疾病。

(2)对吞噬细胞的促进作用　Forslid[57]等用 CR1 及调理过的酵母菌与吞噬细胞孵育,当加入红细胞后,吞噬比率比未加红细胞组增加了 34%。这是因为红细胞膜上的 CR1、CR3(Ⅲ型补体受体)的可与吞噬细胞上的 CR1、FCR(Fc 受体)和 CR3、CR4(Ⅳ型补体受体)共同作用,从而明显地促进吞噬细胞的吞噬功能。另外,吞噬细胞在吞噬过程中释放的氧自由基,可对吞噬细胞造成损伤,红细胞膜上的超氧化物歧化酶(SOD)能够及时清除氧自由基,对吞噬细胞起保护作用。

(3)对淋巴细胞的调控作用　红细胞可和抗原或免疫复合物粘附,也可与自身胸腺细胞和 T 细胞粘附,形成自身玫瑰花环,表明红细胞双重粘附特性在体内可增加细胞俘获抗原的机会,从而增强 T 细胞的免疫功能。也可诱导 B 细胞由静止期转向有丝分裂期,促进其增殖和分化,并产生抗体。另外,红细胞还可直接增强 NK 细胞的抗肿瘤作用。

(4)对补体活性的调节　红细胞膜上有三种抑制补体的分子:C3 转化酶衰变加速因子(DAF,CD55),它下调 C3 转化酶的活性,使 C3 不能转化为 C3b,从而补体反应不能进行;反应性溶血的膜抑制剂(membrane inhibitor reactivelysis,MIRL,CD59),它主要抑制 C9 与 C5b - 8 复合物或抑制 C9 多聚化,抑制对膜的攻击;补体 8 结合蛋白(C8 binding protein),它阻止

C9 聚合及膜复合体的攻击。这些因子在结构上都是膜锚蛋白,以调节补体的作用。

(5)其他免疫功能 Yannelli[58]新近发现红细胞可促进细胞活性。同时发现把淋巴细胞与自身红细胞同时培养时,白介素及干扰素含量明显增加,但其机制尚不清楚。

3.3.5 红细胞的生成与破坏

红细胞是由骨髓多能干细胞增殖分化而来。正常人红细胞生成包括造血干细胞阶段、红系造血细胞阶段、红系前体细胞(原始红细胞,早幼红细胞,中幼红细胞,晚幼红细胞)的增殖与分化阶段、网织红细胞的增殖及成熟过程以及网织红细胞向外周血释放成熟红细胞的过程。一般认为,外周血中红细胞数量和生理性平衡,主要是通过骨髓内红细胞生成的自身调节取得的[59-63]。而造血干细胞的分化,受细胞与骨髓微环境、细胞表面、药物受体、环化酶系统以及体液等多种因素的控制和调节。

关于红细胞生成的调节机制,目前还不十分清楚。近年研究认为,红细胞的生成受神经、激素以及造血生长因子如促红细胞生成素(EPO)、干细胞因子(SCF)和红系分化因子(EDF)的调节,其中认为调节红细胞的生成因素主要有雄性激素和红系一些细胞因子[61-63]。主要作用部位是促红细胞反应干细胞池(ERC),它能刺激红系集落形成单位(CFU-E)分化成原红细胞,刺激骨髓造血功能,但红细胞生成过程中骨髓要有足够的铁和关键性营养性物质的存在(维生素 B12 和叶酸)。钴盐和镁盐以及缺氧氧化损伤等均可刺激 EPO,从而加强红系造血过程。相对性氧过剩或多血以及代谢率降低等均可抑制 EPO 产生,从而影响红系造血。

雄激素刺激红细胞生成的机制[64]尚不十分清楚,它可直接作用于骨髓内的生成红细胞而促进干细胞的核分裂,使合成加快,促进血红蛋白的合成,使红细胞生成增多;也可间接作用于肾脏,刺激生成红细胞生成素(肾性红细胞生成因子);可作用于肝脏产生的红细胞生成素原,使红细胞生成素原转变成 EPO,而最终使血液内 EPO 增加,使红细胞增多。雄性激素还有增加敏感细胞数目及驱动期 G0 的 CFU-E 进入合成期,增加红系祖细胞数量的作用。

其他细胞因子如红系分化因子(EDF)能直接诱导血红蛋白表达及间接促进红系祖细胞生长;红系分化去核因子(EDDF)诱导后期红细胞排核及转录。

除刺激红细胞生成各环节的体液因子外,机体还存在抑制红细胞生成的调控系统如红细胞抑制素以及多血质动物血中的红细胞生成抑制因子等。

总之,刺激与抑制因子互相拮抗,互相影响,共同构成对红细胞造血稳定而灵敏的反馈调节,在机体红细胞生成的调节中发挥重要作用。

3.3.6　维持红细胞膜正常功能的因素[65-66]

正常红细胞膜可塑性大,表面积与体积间有一定比值,体积增加的潜力大,对低渗液的耐受性强。若膜异常,表面积与体积之比值发生改变(增大或减少),体积增加20%,膜即破裂。体外实验发现,用不同化学物质处理红细胞,可引起不同的变形,有的使膜向外突出,有的使膜向内凹陷,最后变成球型,甚至破裂。

维持膜正常功能的因素很多,可归纳为四类[67]:

(1)脂质组分与结构:胆固醇在膜的组成中虽含量很少,然而是维持膜正常功能的重要因素之一。它对温度十分敏感,温度稍高,即可从固态变为液晶态,所以红细胞膜的流动性与变形性与胆固醇的有序排列及含量有密切关系。

在膜脂质中,磷脂和胆固醇的比一般为4:3,若该比值改变,将出现溶血。膜脂质双层的内外层磷脂组成有一定比例,并不完全对称,外层含磷脂酰胆碱,内层含磷脂酰乙醇胺。如磷脂酰胆碱含量增高,磷脂酰乙醇含量降低,在电镜下即可看到红细胞膜向外突起,形成棘状,最后变成球型而破裂。反之磷脂酰胆碱含量降低,磷脂酰乙醇胺增加亦会产生溶血。从以上的一些例子中可以看到膜的脂质不论是组分异常或在双层中定向的排列异常,都会直接影响膜的结构及功能。

(2)膜骨架的结构:区带1及2它们经常以二聚体或四聚体形式存在(或有时高聚体),在膜上的肌动蛋白(区带5)是单体。收缩蛋白1及2在ATP存在时,在蛋白激酶及Mg^{2+}催化下,使收缩蛋白磷酸化,再与肌动蛋白结合形成收缩蛋白-肌动蛋白复合体,结成网状。红细胞膜上有磷酸酶,可使收缩蛋白脱磷酸化,从而与肌动蛋白解离。通过收缩蛋白1及2的磷酸化及脱磷酸化反应,以及机体内环境变化,行使各种生理功能。膜骨架形成网状依赖收缩蛋白1、2和肌动蛋白,这个网状结构又有2.1及4.1蛋白分别与膜的内在蛋白相联,所以膜骨架蛋白维持着膜上及膜内的正常功能。

(3)防止膜脂质的过氧化:血红蛋白在代谢过程中有 5% 的氧合血红蛋白变成高铁血红蛋白,在此反应过程中产生超氧阴离子自由基(O_2^-),超氧阴离子自由基在超氧化物歧化酶(SOD)作用下,分解产生 H_2O_2,除超氧化物歧化酶外还有其他酶如过氧化氢酶,谷胱甘肽过氧化物酶等。除酶可消除自由基损伤外,红细胞内还有谷胱甘肽及 Vit – E 都可抗超氧自由基保护红细胞免遭氧化损伤。

红细胞膜的氧化主要发生在磷脂的不饱和脂肪酸,在自由基引发下,脂肪酸的双键可产生脂质过氧化物,这个反应可以自发连续产生更多的自由基,使更多的脂质产生过氧化,形成一个自动催化的传递过程。脂质过氧化物是醛类化合物(主要是有丙二醛),醛能与氨基起反应,形成西弗氏碱(Schiff's base),所以醛类化合物可交联蛋白质及脂质的氨基,使蛋白质及脂质变成大分子交联物,使膜变硬,易破溶。超氧阴离子除能使膜脂质过氧化外,还使血红蛋白变性,产生 Heinz 小体,造成溶血。

(4)维持 Ca^{2+} 的正常通透及运输:正常的细胞内 Ca^{2+} 的含量是 $48\mu m$,几乎都与膜结合,胞外钙含量远远高于膜内,这说明钙的通透远较 Na^+、K^+ 少,同时也说明红细胞有一个非常高效的钙泵,随时把 Ca^{2+} 泵出胞外。因为胞内 Ca^{2+} 浓度增加会对许多生理功能有影响,如胞内 Ca^{2+} 浓度过高到 $200 \sim 300\mu m$ 时,Ca^{2+} 作用于膜骨架蛋白,改变收缩蛋白的物理状态及性质,使其可溶性降低,膜变硬;Ca^{2+} 也可使胞蛋白质吸附到膜上,并活化胞浆内的谷氨酸转移酶,使其联结到膜蛋白上,从而使细胞膜变硬变脆。Ca^{2+} 也可与磷脂酸或脂肪酸结合,使磷脂聚集,影响离子通透。

3.4 红细胞老化的研究近况

人红细胞存活 120 天,大约每天更新率为 2×10^{11},细胞存活时间受许多因素的影响,如物理(机械受压,受挤),化学(药物,代谢产物),生化(酶,活性物质)及免疫(免疫反应,补体反应)等,这些因素互相之间错综复杂,机体又受外界的影响,所以研究细胞老化是一个很复杂的问题。在红细胞的生命周期中,红细胞一直暴露在各种有害因素中。随着细胞的老化,经历着物理和化学的改变。如细胞的体积、细胞密度、胞浆及质膜成分的改变。老化红细胞消亡的途径大约有两个:一个是老化细胞本身破溶;另一个是通过网状内皮系统的吞噬作用被有选择地从循环中除去,不论是自溶或是被吞噬都是由于膜结构的改变。

成熟的红细胞在长期存活过程中逐渐衰老,表现在红细胞膜的蛋白质脂质含量和红细胞酶活性及糖酵解能力下降,物质交换及能量转换均逐渐减少,对红细胞的重要生理功能有不良影响[68-70]。衰老红细胞和年轻红细胞在形态上很难进行区分,但大量的研究发现随着红细胞的衰老,在血循环中,老化红细胞的体积减小,可能是由于钾离子的丢失及不断有囊泡脱落造成细胞脱水以及密度的增加,在电镜下可见呈小球状。这种密度的增加成为分离不同年龄红细胞的基础。由于膜不断丢失和细胞内水分的减少,表面积及总脂质都减少[71],血红蛋白浓度增加,造成其密度增加使其变形性下降,容易破碎。

哺乳动物红细胞对于研究红细胞老化是个比较有意义的模型。这是因为:第一,红细胞成熟后细胞核即脱落,血液循环中的红细胞大多是成熟的,网织红细胞很少,成熟的红细胞质膜是惟一的细胞器,因此用红细胞膜研究与年龄相关的变化十分有利;第二,成熟的红细胞无核,它没有蛋白质合成功能,因此没有新合成蛋白质嵌入的影响,自身无修复的能力,所以老化过程的效应易被检测;第三,红细胞膜易分离提纯,是研究细胞老化机制的良好模型。近十几年来由于分子生物学、细胞生物学的发展和生物技术的不断进步,从分子水平解释红细胞老化取得了不少进展。以下分几方面介绍。

3.4.1 老化红细胞的分离

血液循环中的红细胞,除少量网织红细胞外,大量的是成熟的红细胞,由于它的存活期是 120 天,所以在成熟红细胞中存有不同年龄的细胞,如何将老化的红细胞分离是研究红细胞老化的关键,其方法很多,包括密度离心法、过量输血法、生物素结合方法等。但密度离心法是用得最为普遍的。

早在 1946 年 Shemin 报道,用 14C - 甘氨酸注入兔体内,每隔 10 天取一次血,用密度梯度离心,发现 14C 标记物开始时在密度较低的部分,随着时间的延长,逐渐分布到密度较高的部位,说明老化的红细胞密度比年轻者高。其后有许多实验室证明了这事实。1970 年他将人的红细胞用密度梯度离心,分出高与低密度的红细胞,分别用 51C 标记,再注回体内,发现低密度部分的红细胞存活时间长,而高密度者短,进一步证明高密度的红细胞是老化的[72]。用密度区分法分离出的红细胞表现出红细胞体积随年龄的增长而进行性减小的现象。引起细胞体积减小的因素有两个,一是红细胞的电解质丢失:红细胞内 K^+ 随着年龄的增长进行性减少,Na^+ 不断增高以补偿 K^+ 的丢失,电解质的丢失使水分外溢,导致细胞进行性脱水,细胞密度增大。二是红细胞在循环、储存以及经受各种损伤时,膜成分不断丢失,即有微囊泡形成(microvesiculation)。这两种因素导致红细胞的表面积/体积比率变化不大。

有实验室根据老化红细胞膜表面抗原性的变化,年轻红细胞不能与 IgG 结合,而老化红细胞可结合 IgG 的特点,建立了一种新的分离方法。由于 Protein 可与 IgG 特意结合着,用 Sepgarose6MB 结合 ProteinA 制成亲和层析柱,当混合红细胞通过层析柱时,老化红细胞可与 ProteinA 结合,所以被吸附在柱上,年轻者流下。然后再将老化的红细胞用硫氢酸钾洗脱,这样可以得到较纯的老化红细胞,经吞噬细胞的吞噬实验,证明后洗下的是老化细胞,被吞噬细胞吞噬的数量是年轻细胞的 6 倍。此方法简单、快速,又可得到较多的老化红细胞[73]。另外,也有人根据渗透脆性,表面电荷及细胞大小不同而分离,但这些方法都有一定的不足,大都未被一般实验室采用。1988 年 Suzaki 用兔作实验。将兔子红细胞取出用生物素(biotin)标记,然后再注回到兔体内,60 天后再取血,将血通过抗生素(avidin)包裹的聚丙烯酰胺的胶球柱,抗生物素蛋白即与标记生物素的红细胞结合。先从柱流下的是未标记的红细胞,再用生理盐水洗脱下的是老化红细胞。Suzuki[74]测定了 ATP 含量及一些与糖代谢有关酶的活性,当标记后输回兔体内 $50 \sim 60$ 天之后,取出红细胞测定的结果与从体内取出红细胞密度梯度离心分离的结果不一致,ATP 含量不但不减少反而稍有增加,酶活性变化也很少。这些差异的原因还不清楚。此方法可以直接收集到体内的老化细胞;但是只限于收集动物的红细胞,而且操作较复杂,难以推广。

3.4.2　老化红细胞的理化性质

正常红细胞在电镜下观察为双凹盘形,老化红细胞在电镜下可见棘状及口形。有实验室分析了年轻及老化红细胞的体积和面积,体积分别为 $91 \pm 4FL$,$84 \pm 4FL$;面积为 $141 \pm 7\mu m^2$,$130 \pm 8\mu m^2$。老化红细胞的体积及面积都比年轻者低。有人认为红细胞在血液循环过程中,老化的红细胞糖代谢能力降低,ATP 缺乏,当通过脾脏(脾窦的孔直径只有 $5 \sim 6\mu m$)时,被挤压,易产生囊泡,膜随囊泡而丢失,所以老化红细胞的体积和面积都有所减少。

3.4.2.1 膜 脂

人红细胞膜约50%是蛋白质,40%是脂质,10%为糖。脂质主要是磷脂和胆固醇,磷脂占总脂质的65%~70%,胆固醇占23%,糖酯占5%~10%。胆固醇与磷脂有一定比值,称C/P比,正常值在0.78±0.09。细胞老化后,胆固醇含量增高,磷脂含量相对降低,故C/P值升高,可达0.96±0.07。磷脂中胆碱磷脂(PC)占总磷脂的29%~31%,鞘磷脂(SM)占22%~29%,乙醇胺磷脂(PE)占24%~31%,丝氨酸磷脂(PC)占12%~14.9%,溶血胆碱磷脂(LPC)占1.0%~2.5%,磷脂酸(PA)占1.1%~1.7%。老化红细胞磷脂组分与年轻者无明显差异。

红细胞膜磷脂所含的脂肪酸各有不同,每个磷脂的脂肪酸含量差异很大,PC及SM含饱和脂肪酸较多,PE及PS含不饱和脂肪酸(特别是20:4)较多。老化的红细胞不饱和脂肪酸(18:2及20:4)含量稍高,但不显著,可能是老化红细胞膜易被氧化的原因之一。

红细胞膜磷脂在脂质双层的两侧,呈不均匀分布,是不对称的。有实验室测定了年轻及老化红细胞膜脂双层的分布,PC、PE及SM的分布两者无显著差异,发现原来PS几乎全部在内侧,老化后有10%翻向外侧。PS是许多酶的激活剂(如蛋白激酶C),特别是凝血酶原的激活剂,他的外翻促进红细胞的凝集,使红细胞易粘附在血管内皮细胞上,形成血栓。Brovelli提出了PS外翻的原因是,由于PS原与红细胞骨架蛋白4.1结合(在胞浆面),老化红细胞的4.1蛋白有改变,与PS的结合松弛,所以PS容易翻到外侧。Mahandas[75]认为脂质不对称是维持红细胞形态的基础,双层的某一层发生变化都会使红细胞变形。他用LPC插入到脂双层的外层,结果红细胞形成棘状;若插入到脂双层的内层,则变成口型细胞。老化红细胞在形态上也有变化,可能PS的外翻也是老化红细胞变形的原因之一。

3.4.2.2 膜 酶

糖代谢的酶消耗后无法再生,所以酶的活性随时间延长逐渐衰减。

(1)氧化还原酶的变化 氧化还原酶在生物体内的重要生化反应中起着决定性的作用。参与氧化还原反应的酶很多,如α-磷酸甘油脱氢酶、乳酸脱氢酶、苹果酸酶、6-磷酸葡萄糖酸脱氢酶、葡萄糖脱氢酶、琥珀酸脱氢酶、细胞色素还原酶、细胞色素氧化酶等,这些酶均随着人类年龄增长,酶水平和酶活性下降,说明了老年人代谢缓慢的原因。Shimzu 以兔、豚鼠及大鼠和小鼠为实验材料,测定年轻动物和老年动物红细胞中葡萄糖 – 6 – 磷酸脱氢酶(G – 6 – PD)和 6 – 磷酸葡萄脱氢酶(6 – PGD)等酶活性,随着年龄增加酶活性下降。老龄鼠(24 月龄)丙酮酸脱氢酶和细胞色素氧化酶的最大速度(Vmax)与 4 月龄 Vmax 的相比,下降十分明显。衰老大鼠红细胞与年轻大鼠红细胞中的该酶相比,下降了 75% ~ 85%。Seaman 将人红细胞用密度梯度法分成高密度和低密度两部分,然后测定糖代谢中酶的活性,结果见表 3 – 4。

表 3 – 4　年轻及老化人红细胞糖代谢及氧化还原酶的活性

酶	年　轻	老　化
丙酮酸激酶(IU/gHb)	15.00 ± 1.99	4.5 ± 3.0
6 – 磷酸葡萄糖脱氢酶(IU/gHb)	8.39 ± 0.11	4.76 ± 0.13
超氧化物歧化酶(SOD)(mgSOD/gHb)	3.90 ± 0.91	1.96 ± 0.82
过氧化氢酶(IU/gHb)	7.70 ± 0.88	1.84 ± 0.33
谷胱甘肽过氧化物酶(IU/gHb)	14.55 ± 3.92	14.26 ± 2.39
谷胱甘肽还原酶(IU/gHb)	5.59 ± 0.78	3.24 ± 0.43
谷胱甘肽(μm/gHb)	6.03 ± 0.76	5.41 ± 0.68

摘自 Blood cell,Biochemistry I.Erythroid cells,1990.

Edit.By Harris,J.R.

(2)转移酶的变化　这类酶与多种代谢有关。用大多数动物作实验,老年动物的己糖激酶和谷草转氨酶与年轻动物相比,酶活性下降十分明显,人肌细胞中谷胱甘肽转硫酶的活性随着年龄增加而下降,该酶活性降低导致人红细胞衰老。

(3)质膜中酶的变化　质膜中含有果糖二磷酸醛缩酶,甘油醛磷酸脱氢酶,CoA 氨基肽酶,酰基去饱和酶(acyL – CoA – desaturase),$Na^+ – K^+ –$ ATP 酶,$Ca^{2+} – Mg^{2+} –$ ATP 酶,这些酶的酶活性均随增龄而降低,在质膜酶中具有重要的作用。Gambert 等报告,老年人红细胞膜酶合成下降,其活性比青年人低约 56%。Seaman 将人红细胞用密度梯度法分成高密度和低密度两部分,然后测定质膜酶的活性,结果见表 3 – 5。

表3-5　老化红细胞膜酶活性的变化

酶	活性改变(老化/年轻红细胞相比)
人乙酰胆碱酯酶	降低21%
人腺苷环化酶	稍有降低
人碱性磷酸酶	降低90%
人肌醇磷酸磷酸二酯酶	降低57%
人磷酸肌醇-4-磷酸磷酸酶	降低12%
CAMP依赖蛋白激酶	稍有降低
NADH:氰化高铁还原酶	无改变
$Ca^{2+}-Mg^{2+}-ATP$酶	无明显改变(或稍有降低)
$Na^{+}-K^{+}-ATP$酶	无明显改变(或稍有降低)

摘自 Blood cell, Biochemistry I. Erythroid cells, 1990.

Edit. By Harris, J. R.

3.4.2.3　膜蛋白

老化红细胞在电泳区带与年轻红细胞无明显区别,只有两个部分有变化:一是有高聚物产生(胶的前沿),可能为膜受氧化的产物;二是4.1a蛋白增加,4.1蛋白含量不多,在电泳胶上可见两条细带,通常称4.1a及4.1b,年轻红细胞4.1b约占4.1总量的70%,老化之后4.1b减少,4.1a增加约占54%,有报道有些溶血病的红细胞膜4.1a也是增加的。最近Inaba[72]报道了4.1蛋白的变异,所以4.1b转化成4.1a,两者比例发生变化是红细胞老化的标志。有实验室用密度梯度离心分离老化红细胞及存储30天以上的红细胞,都发现4.1a/4.1b比例有改变,4.1b转化成4.1a也伴随有空间构型的变化。4.1蛋白的主要功能是维持红细胞的坚韧性及柔韧性,它与骨架蛋白1、2及5形成复合体,依赖4.1插入膜将骨架蛋白与膜相联。Goodman[73]报导4.1蛋白有多种功能,因为它与许多蛋白相联,除蛋白1、2及5外,还有带3蛋白、血型糖蛋白、钙调素,所以它的构型变化必影响着与其他蛋白的结合及维持正常功能。也有报道说老化红细胞膜对胞浆蛋白的结合增加,具有免疫作用的肌球蛋白却在减少。Kay[74-76]等首先用免疫印记法证明了老化红细胞有带-3蛋白的降解产物,并认为其中有一种是"老化细胞抗原(SCA)"。假说的主要论点是:第一,随着红细胞的老化,一种新的抗原即 SCA 出现在膜表面,并可被血浆中的 IgG 自身所识别。第二,拥有 SCA 的红细胞被自身巨噬细胞所吞噬。第三,这种吞噬作用是依赖于 IgG 的。进一步的数据显示,能被自身抗体所识别的老化抗原的抗原决定簇位于带 – 3 蛋白跨膜区域的外侧,它丢失了 40000 分子量的胞浆片段的成分以及一部分离子转运片段的成分。也就是说,随着红细胞的老化,带 – 3 蛋白的跨膜阴离子转运区域出现了相当的裂解。有实验室[77]测定了年轻及老化[78]红细胞膜的甘油二酯、三磷酸肌醇及蛋白激酶 C 的活性,年轻与老化红细胞膜的甘油二酯及三磷酸肌醇改变不大,胞浆内及膜上蛋白激酶 C 的活性有显著差异。年轻红细胞胞浆中蛋白激酶 C 活性明显高于老化的,而膜上该酶活性老化红细胞高于年轻细胞。蛋白激酶 C 在胞浆内存在的形式不能磷酸化膜蛋白,只有 Ca^{2+} 存在下胞浆的蛋白激酶转向膜内,才可使膜蛋白磷酸化。综合以上实验结果,老化红细胞膜蛋白激酶 C 活性高,使红细胞 4.1 蛋白磷酸化,磷酸化的 4.1 蛋白与收缩蛋白的亲和力减弱,骨架蛋白网架松散,变形能力差。可能磷酸化的增强也是老化红细胞破溶的原因之一。红细胞膜蛋白的羧基端可甲基化。在羧基转移酶(cafboxyl methyltrans-gerase)催化下,可将 S – 腺苷甲硫氨酸(S – adenosylmethionine)的甲基转到膜蛋白的 C 端,膜上 C 端残基主要是 D 天门冬氨酸,形成甲基酯。Barber 及 Clark[76]比较了年轻及老化红细胞甲基化的速度,老化红细胞膜蛋白甲基作用比年轻的平均高 3 – 4 倍(2.1 蛋白高 4.6 倍,带 3 蛋白高 4.1 倍,4.1 蛋白高 3.1 倍)。膜蛋白甲基化的生理作用还不清楚,可能第一步是通过甲基化将 D 型恢复成 L 型,或者甲基化是某些蛋白水解的信号。

3.4.2.4 膜糖类

有关糖类组成的研究大都关注于唾液酸上,这是因为唾液酸化与识别老化红细胞这一假说有关。研究老化红细胞初期,许多学者报道,唾液酸含量降低,是老化红细胞的主要标志。Bartosz 报道老化红细胞膜唾液酸含量比年轻者低 10% ~ 15%(以每个红细胞计算)。由于血型糖蛋白(Glycophorin)含唾液酸最多,Platt[79]分离了年轻及老化红细胞的血型糖蛋白,测定唾液酸含量。他的结果说明老化红细胞唾液酸比年轻者低 12% ~ 18%。除唾液酸外,老化红细胞膜上其他的糖含量也有所降低。Aminoff[80]提出老化红细胞的半乳糖氧化酶(galactose oxedase)及唾液酸转移酶(sialyl transgerase)的活性增加,将半乳糖及唾液酸清除或转移,则糖含量减少。也可能由于在血液循环中红细胞不断产生小囊泡,囊泡脱落时,糖随着囊泡丢失而减少,所以不是个别糖的减少,而是所有的糖都有所减少。

3.4.2.5 红细胞变形性和稳定性

红细胞在外力的作用下变形的能力,称红细胞变形性(deformability)。红细胞具有很强的变形能力,不然它很难生存。因为红细胞本身直径约为 $8\mu m$,而体内的毛细血管直径只有 $2 \sim 3\mu m$,脾窦的小孔有的还小于 $2\mu m$,当红细胞通过这些小孔径时,必会受到挤压,形态从原来的盘状变为细长状才能得以通过,所以红细胞的变形性强是其特点之一。影响红细胞变形性的因素可归纳为以下几方面:一是膜骨架蛋白组分和功能状态。如骨架蛋白某些组分短缺,或骨架蛋白各组分之间及骨架与质膜之间的结合有缺陷,都可造成变形性降低。二是膜脂质流动性。这取决于膜脂质组分特别是胆固醇/磷脂比值的改变,比值升高,流动性下降,变形性也相应减少。三是膜表面积/体积的比值。如表面积/体积比值减小,细胞形态趋于口型或球形,变形性低。四是膜的离子通透性。五是血红蛋白的质和量。血红蛋白在红细胞内占有很大比重,血红蛋白的变化值直接影响红细胞的形态。

上述表明红细胞的衰老是一个多因素影响的复杂过程[81-85],目前对正常红细胞在衰老过程中衰亡的机制还不十分了解,随着细胞学和生物化学及分子生物学的不断发展,人们对细胞老化的了解也逐渐深入,认为可能与下列途径有关。

(1)ATP 消耗和钙的聚集:ATP 是维持红细胞 $Ca^{2+} - Mg^{2+} - ATP$ 酶及 $Na^+ - K^+ - ATP$ 酶所必需。老化红细胞的糖代谢的酶活性降低,所以来源明显减少,ATP 的减少,削弱了 Ca^{2+} 泵出胞外的能力,Ca^{2+} 在胞内聚集。Ca^{2+} 的增加,使 K^+ 的通透性增强(gardos 效应),加之 $Na^+ - K^+ - ATP$ 酶酶活性降低,所以胞内 K^+ 丢失。

ATP 对红细胞膜磷脂正常分布也起着重要的作用。当 ATP 减少和酶活性降低时,有些丝氨酸磷脂即会出现在脂双层外侧,丝氨酸磷脂在红细胞膜外侧很容易引起凝学酶原活化血小板聚集,从而导致红细胞被吞噬。

(2)氧化损伤作用[86-87]:氧自由基的氧化损伤作用可引起红细胞老

化,这一学说已提出很久,认为在红细胞老化的许多因素中,氧化损伤起着主导作用。其理由归纳如下:红细胞内含有大量的血红蛋白,又富含氧,形成氧合血红蛋白,氧合血红蛋白可以发生自氧化,转变为高铁血红蛋白,在转变过程中,有氧参加,即将氧转变成超氧自由基(O_2^-)。Hebbel[88]报道每个红细胞每秒都产生超氧自由基,病态(如镰刀贫血)情况下产生得更多。由于红细胞含有铁,铁是自由基反应的催化剂,产生的超氧自由基通过红细胞内酶的作用,再通过铁的催化产生羟自由基(.OH),对蛋白质和脂质及核酸等的损伤很大。

红细胞能在自由基的侵袭中生存,主要由于它有一个有效的抗氧化防御系统。这体系主要有抗氧化酶类如超氧化物歧化酶(SOD)、过氧化氢酶(Cat)、谷胱甘肽过氧化物酶(GSH - Px)、抗氧化剂如维生素 C、E 及谷胱甘肽等组成。抗氧化剂有保护脂质过氧化及蛋白质氧化变性的作用,如果自由基产生过多或抗氧化体系有缺陷,都会导致红细胞氧化损伤。红细胞在血循环过程中,长期处于氧化的环境下(自身及外源),日积月累,氧化损伤使其膜功能及结构发生变化,逐渐消亡。大多人认为氧化损伤是红细胞老化的重要因素。

(3)红细胞破碎:在生理情况下,红细胞的局部破裂或缺损可以自己修复,以维持红细胞的完整。老龄红细胞因其生化成分(膜脂质,蛋白含量降低,钙离子积聚)和物理性能(膜变形性降低)的改变,影响了其修复功能。当其通过直径细小的微血管时,容易遭受局部的挤压而破碎。

(4)补体诱导的红细胞的溶解:实验证明,补体可与红细胞膜结合,特别是 C3、C6、C7、C8、C9 可以侵入红细胞膜脂类双分子层,造成细胞呈灶性改变,裂隙直径经常可超过 32 埃,使红细胞膜功能缺陷而发生渗透溶解,裂隙过大,也可导致 Hb 和其他成分外溢。

3.5 运动对红细胞膜功能的影响

3.5.1 运动与脂质过氧化及红细胞损伤

有资料证实,运动训练时氧的循环流动增加了 10 倍,某些肌纤维增加了 200 倍,血红蛋白自氧化和过氧化可与运动时氧的摄入有关,也呈比例增加。机体的自由基代谢随之增强,聚集在体内,如不能及时清除,这些氧自由基可攻击膜上多不饱和脂肪酸。由于膜不饱和脂肪酸分子中含有多个双键，双键亚基上的氢原子极易被反应极强的 OH – 8226 抽提，产生脂质自由基和过氧自由基，从而引发脂质过氧化反应。脂质过氧化可对膜结构、功能造成损伤。

3.5.1.1 机体的抗氧化防御系统

人类红细胞处于高氧环境中，且富含多不饱和脂肪酸和铁，后者为有效的自由基催化剂，多数自由基的反应涉及分子氧的还原，产生具有高度反应活性的氧基如超氧阴离子(O_2^-)、游离羟基(OH^-)、过氧化氢(H_2O_2)以及单线氧($1O_2$)。红细胞膜一直处于细胞内外自由基包围中，故具有抗氧化损害的保护机制。

(1)超氧化物歧化酶(SOD)：其功能是移除细胞中的 O_2^-，通过大量研究，迄今为止，除 O_2^- 外还未发现的其他底物，因此认为对 O_2^- 是特异的酶。缺乏 SOD 活性的细菌或酵母对于 H_2O_2 诱发的致诱变性和毒性相当敏感，若再置入基因，这种细菌和酵母对于 H_2O_2 的抵抗能力又恢复到正常水平。真核细胞系统主要有 Cu – Zn – SOD 和 MnSOD，原核系统主要有 FeSOD。

(2)过氧化氢酶(catalase)：在哺乳类，过氧化氢酶存在于各种器官中，肝脏红细胞中最丰富，脑、心脏及骨骼中含量较少。在不同肌肉中以及在同一肌肉的不同区域，过氧化氢酶的活性不同。它是胞内抗 H_2O_2 的主要防御系统，虽然该酶的过氧化氢作用也可使乙醇等氧化，但速率较低。

(3)谷胱甘肽过氧化物酶(GSH – Px)：于 1957 年在动物组织中发现。该酶催化过氧化氢或有机过氧化物还原为相应的醇，同时将变为其氧化型 GSSH。有两种 GSH – Px，一种是 Se 依赖的，另一种是 Se 不依赖的。正常情况下，红细胞内出现的少量 H_2O_2 可被 GSH – Px 清除，哺乳类红细胞中进行的磷酸戊糖旁路可提供足够的 NADPH，供给还原 GSSH，然而，具有先天性葡萄糖 – 6 – 磷酸脱氢酶缺乏的人，如果服用某些药物或在某种特殊情况下，H_2O_2 产生增多，NADPH 生成不足致使 GSH/GSSH 比率下降时，停止工作，导致红细胞溶血。

(4)维生素 E：是脂溶性分子，在膜中浓度高。能与脂烷氧基反应形成维生素自由基，而后者甚稳定，使脂质过氧化反应中断。维生素 E 自由基被维生素 C 还原，而氧化维生素 C 又被 NADPH 依赖的酶系所还原。

(5)维生素 C：又叫抗坏血酸。它对红细胞膜系统是起氧化剂作用还是抗氧化剂作用与维生素 E 的浓度有关。由于维生素 C 和维生素 E 之间的相互作用,有人认为维生素 C 的功能在于使维生素 E 再循环和重新被利用。

3.5.1.2 脂质过氧化对红细胞膜的损伤

脂质过氧化能使红细胞膜完整性改变并导致溶血,红细胞在体内破坏的两个主要部位是血管内和血管外。氧化诱导膜渗透性改变而导致溶血与红细胞血管内破坏程度有关。红细胞血管外破坏的机理可能包括红细胞抗原性和变形性的改变。

(1)脂质过氧化对红细胞膜渗透性的改变 红细胞自由基增加,脂质过氧化反应增加,而机体的抗氧化能力相对减弱,红细胞膜结构受损,膜氧化损伤后,红细胞内的钾离子漏出,膜对水的渗透性增加并最终导致细胞溶解。

(2)脂质过氧化对红细胞变形性的影响 由于化学中许多聚合反应由自由基反应介导,因而脂质过氧化能引起红细胞膜成分聚合并导致红细胞变形性降低。脂质过氧化的终产物丙二醛可通过其醛基与磷脂酰丝氨酸及磷脂酰乙醇胺的氨基交联形成新的荧光聚合物,从而增加膜磷脂双层僵硬度。红细胞膜蛋白巯基对自由基攻击极为敏感,可在分子内和分子间形成二硫键而交联,暴露的红细胞膜肽巯基接近膜骨架内氨基磷脂的多不饱和脂肪酸,这是此种膜结构蛋白对氧化剂损伤特别敏感的原因。同时,脂质过氧化产物丙二醛也可作用于膜蛋白的氨基,发生交联形成高分子聚合物,增加红细胞僵硬度。上述因素最终导致红细胞膜的变形性降低,脆性增加,易于碎裂。

(3)脂质过氧化对红细胞膜抗原性的影响 脂质过氧化能引起膜磷脂酰丝氨酸外翻,后者增强红细胞被单核细胞的吞噬,并使补体活化而引起细胞溶解。

3.5.2 运动对红细胞膜功能的影响

运动的显著特点是代谢增强,耗能增加,氧耗也随之增加。Davis[89]首次应用电子自旋共振(ESR)技术直接测定了在跑台上进行亚急性运动直至衰竭大鼠的肝和肌肉匀浆中的自由基信号强度,发现其强度较安静组增加了 2 - 3 倍。丁树哲[90]等用 ESR 技术直接观察到了游泳衰竭和在跑台上跑至衰竭的大鼠的心室肌的 O_2^- 信号。陈英杰[91]等应用 ESR 技术,研究不同类型的肌纤维在运动中自由基代谢情况。Alessio[92]报道,大鼠在短时间高强度运动后,丙二醛(MDA)有较大增加。Braely[93]报道,马在奔跑 10 分钟后,血浆 MDA 水平已显著增加。Davis 和 Jenkins[94]均观察到与上述基本一致的结果。Kanter[95]发现运动员在 8000 米跑后,体内含量显著增加。于基国[31]等采用硫代巴比妥酸比色法和邻苯三酚自氧化法测定表明,两种不同强度训练 6 周均引起膜 MDA 含量明显下降,但 SOD 仅在训练结束时表现上升。但并非所有研究都表明运动后机体水平增加。Vinikka[96]和 Lovlin[97]就发现运动员在自行车功率计上进行 40% Vo_2max 运动,血浆 MDA 反较运动前下降或与运动前没有显著差别,而在运动强度达到 100% Vo_2max 后,血浆水平显著增加。Li[98]也报道,未经训练的大鼠在一次急性运动后,其水平与安静组无显著差别。这可能与运动强度,受试个体状况以及测定方法有关[97-104]。

一些研究已表明,运动训练可引起血液的及其他抗氧化酶发生适应性变化。Jenkins[105]和[106]Kanter 及 Quintanilha[107]等分别报道耐力训练后的动物红细胞的 SOD 活性均有明显提高。不少学者对运动后机体内氧自由基清除酶的变化进行了研究,结果报道不一[108-110]。胡琪深[111-112]等对运动员在力竭运动后及 5000 米越野跑后恢复期 14 小时内红细胞的 SOD 含量及活性的变化进行了观察,均未见明显改变。陈吉棣[113]等采用亚硝酸盐形成抑制法[114]测定运动(游泳训练,开始时 30 分钟/天,3 日后,每日增加 5 分钟,直到 1 小时/天,持续至 5 周)全血 SOD 活性的影响,并以 CN-抑制实验[115]区别 CuZn-SOD 和 Mn-SOD,结果表明,全血 SOD 活性以 MDA 水平的增高表现出相应的升高,CuZn-SOD 的活力也升高,各组的 Mn-SOD 无显著差别。同时,陈吉棣等采用 SDS-PAGE 凝胶电泳 Lamemmli[116]系统对红细胞膜带-3 蛋白进行电泳测定,结果表明,运动负荷是引起大鼠红细胞膜带-3 蛋白丢失的主要因素,运动与缺铁性贫血两因素同时存在则红细胞膜带 3 蛋白丢失更显著($P < 0.05$)。红细胞膜带-3 蛋白发生于骨髓形成阶段,其丢失意味着膜骨架损害,不仅影响红细胞变形和大小,还会影响到红细胞的寿命[117]。

孙湄等[118]在报道运动对红细胞膜的 Na^+-K^+-ATP 酶的影响的文章中表明,受试者在进行了次极限强度运动后红细胞膜 $Na^+-K^+-Mg^{2+}-ATP$ 酶活性与安静状态比较无显著变化,但 $Mg^{2+}-ATP$ 酶的活性下降,Na^+-K^+-ATP 酶活性显著提高。于基国[119]等采用徐友涵[120]的方法测定不同强度的运动训练对膜上 Na^+-K^+-ATP 的酶活性的影响时报道说,3000 米剧烈运动后老化红细胞明显增多,Na^+-K^+-ATP 酶含量明显下降。衣雪洁[121]采用孔雀绿比色法[122]同步测定红细胞中Na^+ – K^+ – ATP 酶活性中结果显示,长时间运动后血液 Na^+ – K^+ – ATP 酶活力下降,与红细胞的变形性呈正相关,提示长时间运动引起的 Na^+ – K^+ – ATP 膜酶活性下降是造成红细胞变形性下降的原因。李可基[123 – 124]等通过测定红细胞悬液黏度及测定红细胞渗透脆性来测定运动负荷对红细胞流变形的影响中显示,有氧负荷对红细胞变形性的影响不明显。

4 选题依据

1959 年由日本学者 Yoshimura 首次提出了"运动性贫血"这一术语,此前未曾被运动医学界所重视,近 20 年,随着对运动者血液研究的发展,深化了人们的认识。对大部分运动员来说运动性贫血只是一种相对性贫血。提出运动性贫血的前提是从事耐力性运动员在进行有氧代谢运动时,血红蛋白的理想数值而考虑的。因为血红蛋白的功能是输送氧,是决定运动员最大摄氧量的主要因素。因此血红蛋白的数量明显影响运动能力,血红蛋白也常被用以评定运动员机能状态。

运动员的贫血发生率较高。贫血会严重影响运动能力、训练效果、运动后的恢复及免疫等机能状况;有时还成为过度训练的诱因。贫血与体力负荷及营养状况的关系已引起医学界的广泛重视。运动员的贫血与多种因素有关:有报道运动员在参加剧烈运动训练早期所出现的贫血与机体的不适应、溶血因素、营养不良等有关;还有报道提出运动性贫血只是一种相对性贫血,即此种贫血系训练所致的血容量扩大所造成,也可能与血红蛋白合成不足、红细胞生成减少或红细胞破坏增加有关,但至今尚未完全清楚。因此,在运动训练实践中正确诊断运动性贫血的发生机制,对采用合理的物理和营养手段预防运动性贫血的发生和发展,以及对促进运动训练的科学化、提高运动员的运动能力及训练效果具有十分重要的意义。

在正常情况下,外周血红细胞数量血红蛋白的生理稳定,是通过机体的红细胞和血红蛋白的生存与破坏间的平衡来维持。正常健康人,其红细胞寿命有 120 天,但发现运动员在长期的运动训练中,其红细胞的更新速度加快;剧烈运动训练可对红细胞造成机械性、渗透性和氧化性损伤,使红细胞的破坏增加。一旦红细胞和血红蛋白破坏速度超过生成速度,则可导致红细胞减少和血红蛋白减少甚至发生贫血,从而严重影响运动员的运动能力和恢复能力。根据"流动镶嵌学说"的基本论点,红细胞膜以脂质双层为主要支架,蛋白质依其在脂质双层上的位置分为两类:一类位于膜的内表面或外表面,不镶嵌入脂质双层,称为"外在性蛋白"。红细胞膜的外在性蛋白质很多,1、2、4、5、6 都位于膜的内表面;另一类嵌质双层内部,有的甚至贯穿膜的全层,称"内在性"蛋白。由于糖蛋白一端暴露于膜的外表面,另一端深入到膜的内表面,中间插入脂质双层中,因此说膜的内外两侧是不对称的。正常红细胞膜可塑性大,表面积与体积间有一定比值,体积增加的潜力大,对低渗液的耐受性强。若膜异常,表面面积与体积之值发生改变,体积增加 20%,膜即破裂。急性或力竭运动会引起红细胞膜发生一系列改变直接影响红细胞的功能,加速红细胞的损伤,引起红细胞变形性降低,机械脆性和渗透脆性增加,易于被破坏而发生溶血,或被网状内皮系统所清除。

在近 20 年,随着分子生物学和生物化学技术的发展,医学领域对红细胞的研究十分活跃。如红细胞脂成分的改变、超氧化物歧化酶、过氧化氢酶、谷胱甘肽过氧化物酶、谷胱甘肽还原酶等一系列抗氧化酶的变化以及 $Na^+ - K^+ - ATP$ 酶、$Ca^{2+} - Mg^{2+} - ATP$ 酶的改变,值得借鉴。

本研究的目的就是要建立运动性贫血的动物模型,并对长期运动训练的大鼠的不同时期的红细胞变化进行研究,以了解运动训练对红细胞的影响,尤其在大鼠出现运动性贫血以及潜在性运动性贫血时的红细胞的变化规律,为准确地反映潜在性贫血和防止运动性贫血的发生和发展提供灵敏监测指标,同时结合血红蛋白、铁代谢参数等指标作为评价运动性贫血,增加对运动性贫血诊断的准确度,为防治运动性贫血的发生和发展提供依据。

5 动物实验
大鼠运动性贫血模型的建立

许多基础性科学研究由于人类道德和伦理上的限制不能在人体内直接实施,因此合理的动物模型对于运动性贫血防治有着极为重要的作用。但是,绝大多数的贫血模型是以低铁食物、换血方法所得到(Tobin & Beard,1989;Khotimchenko & Alekseeva,1999),至于贫血模型的亚型——运动性贫血模型迄今为止并没有一致认可的模型建立。本研究的目的是想通过多级负荷力竭跑台运动的预实验建立运动性贫血的模型。

5.1 实验材料与方法

5.1.1 实验动物与分组

雄性 Wistar 大鼠 16 只,体重 315±10 克,由中国医学科学院实验动物研究所提供,动物许可证编号:SCXK11-00-0006,动物级别:二级。随机、筛选分为 2 组:对照组(8 只)、多级负荷力竭跑台运动组(简称运动组,8 只)。动物饲料为全价营养颗粒饲料,由北京科澳协力饲料有限公司提供(京动许字(2000)第 15 号,含铁量 32.1mg/100g);动物饲养环境温度 23±2℃,湿度 40%~60%;分笼饲养,每个鼠笼 4 只,自由饮食,自然昼夜节律变化光照。实验动物分组情况见表 5-1。

表 5-1 实验动物分组

组别	N	体重(g)
对照组	8	297.2±5.60
运动组	8	333.8±14.4

5.1.2 运动方式

训练组大鼠进行多级负荷力竭跑台训练(BCPT－96型)10周,动物跑台坡度为0度,每周训练6天,前四周每天进行1次训练,其余时间为每天早晚各1次,周日休息,其训练计划见表5－2。训练过程中判断大鼠力竭的标准为:连续施加机械刺激大鼠不能继续跑动且下跑台后腹部触地严重呈"甲鱼状",则可以停训。

表5－2 10周多级负荷力竭跑台训练安排计划

(距离)速度	时　间
(5分钟热身)速度 = 25.0m/min	30分钟
(长度750米)速度 = 27.5m/min	30分钟
(长度1575米)速度 = 30.0m/min	30分钟
(长度2475米)速度 = 32.5m/min	30分钟
(长度3450米)速度 = 35.0m/min	30分钟
(长度4500米)速度 = 37.5m/min	30分钟
(长度5625米)速度 = 40.0m/min	30分钟
(长度6825米)速度 = 42.5m/min	力竭

5.1.3 取样、测试方法

最后1次训练结束后的24小时左右用sysmex F－820血细胞分析仪对所有实验大鼠进行断尾取血一次测定血红蛋白(Hb)、红细胞数目(RBC)和红细胞比积(Hct)等指标(每次断尾约0.2cm,之后予以断端碘酊消毒及止血)。

5.1.4 数据统计学处理方法

实验数据采用SPSS统计学软件包进行独立样本T检验,显著性水平为$P < 0.05$,非常显著性水平为$P < 0.01$。实验数据由平均数±标准差表示。

5.2 实验结果

5.2.1 体重、体征和行为的变化

运动组大鼠经过 10 周多级负荷力竭跑台运动后,体重上升速度较对照组大鼠明显减缓,见表 5-3。并且,运动组大鼠皮毛明显失去光泽,脱毛现象严重,毛发脱落成稀疏状,眼神变得暗淡无光,进食量明显减少。而后两周多数大鼠训练过程中极易表现出严重疲劳的特征:腹部触地或严重地呈"甲鱼状",呼吸急促,运动协调性明显下降,逃避反应减少或消失,探究行为减少或消失,持续运动时间减少。

表 5-3　10 周多级负荷力竭运动后血细胞指标与体重的变化

组别	N	血红蛋白 (g/L)	红细胞计数 ($\times 10^{12}$/L)	红细胞比积 ($\times 10$L/L)	体重(g)
对照组	8	129.86 ± 4.38	6.36 ± 0.78	5.17 ± 0.26	464.04 ± 20.74
运动组	8	113.75 ± 3.41**	6.19 ± 0.48	5.02 ± 0.33	342.85 ± 17.50**

与对照组相比, * * :P < 0.01

5.2.2 10 周多级负荷力竭跑台运动对大鼠血细胞指标的影响

10 周多级负荷力竭跑台运动后的运动组大鼠与对照组血细胞指标比较,运动组的 Hb 较对照组降低 12.42%,有高度显著性差异(P < 0.01);运动组 RBC 和 Hct 均分别低于对照组 2.73% 和 2.98%,但无统计学意义。10 周多级负荷力竭跑台运动对大鼠血细胞指标的影响见表 5-3 和图 5-1、图 5-2、图 5-3。

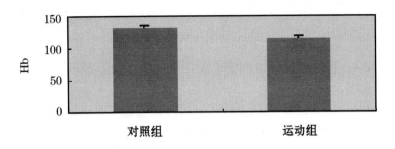

图5-1　对照组和运动组大鼠血红蛋白的比较

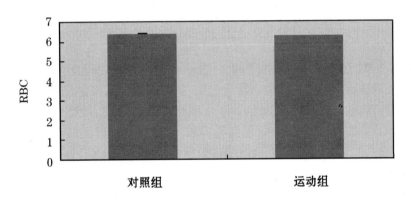

图5-2　对照组和运动组大鼠红细胞的比较

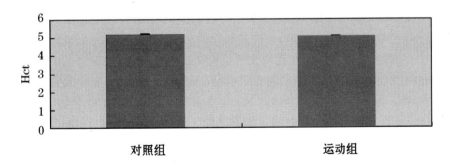

图5-3　对照组和运动组对红细胞比积的比较

5.3 分析与讨论

国内外许多学者利用游泳作为运动手段以研究运动训练对血红蛋白浓度的影响,可是多数研究结果并没能表现出运动性贫血的特点。Ruckman 和 Sherman(1981)在运动对铁和铜代谢影响的研究中对刚断奶的 SD 大鼠进行为期 9 周、每天 1.5 小时、每周 5 天的游泳运动实验,结果为雄性运动组大鼠表现出血红蛋白和血细胞比容水平分别高于安静雄性对照组(P < 0.05),而雌性运动组和安静对照并未表现出组间的差别(P > 0.05),提示此强度的游泳运动并不能建立运动性贫血动物模型,尽管其表明此种方式运动可以导致肝铁储备下降和铁吸收减少。后来,Qian ZM,Xiao DS,Tang PL,Yao FY 和 Liao QK(1999)在对雌性 SD 大鼠(体重 190±2g)幼红细胞膜上的转铁蛋白受体实验研究中发现此种游泳运动(正式游泳训练前有两周的训练适应期,第一周的日训练量时间为 0.5 小时,第二周的日训练时间为 1 小时,2 小时/天、5 天/周,持续 3 个月的游泳运动)能表现出血红蛋白、血细胞容积下降的趋势,但是却没有表现出统计学上的显著性差异(P > 0.05)。单从此实验结果分析,似乎游泳运动建立运动性贫血运动模型已经为期不远,如果延长运动时间或适当增加运动强度即可得到运动性贫血模型。为此,肖德生和钱忠明(2000)重新设计了具体的运动实验方法,改变游泳运动持续时间由 3 个月为 6 个月、运动负荷为递增负荷即第一周的游泳持续时间为 30 分钟、第二周的持续时为 1 小时、第三周后固定为 1.5 小时,但是,同样的仅为血红蛋白水平有下降趋势无统计学上的显著性差异结果(P > 0.05)又出现在该研究结果中。同时,黄园(2001)在其博士学位论文的 8 周龄 SD 大鼠研究中发现游泳运动诱导产生低血色素的探讨有待于进一步深入,一次性大负荷间歇游泳运动(静水中按自身体重 8% 负重游泳 1 分钟、间歇 2 分钟、共游 16 次)并不能诱导血红蛋白水平的显著性下降,15 天的耐力训练(第 1、2 天 30 分钟×2,第 3~6 天 40 分钟×2,第 7 天休息,第 8~10 天 40 分钟×2,第 14 天休息,第 15 天 60 分钟×1)也不能产生运动性低血色素,对于 15 天的无氧训练(第 1 天 1 分钟×6×2,第 2~6 天 1 分钟×8×2,第 7 天休息,第 8~13 天 1 分钟×8×2,第 14 天休息,第 15 天 1 分钟×12),尽管运动后 24 小时组的血红蛋白水平显著低于对照组(135±5g/L,144±4g/L),但是,运动后即刻组和 48 小时组并未表现出显著性差异。随后,Qian

ZM, Xiao DS, Liao QK 和 Ho KP(2002)对雄性 SD 大鼠进行为期 12 个月的游泳实验研究,其对老鼠实施每天 2 小时、每周 5 天的运动训练,结果显示 6 个月和 12 个月的游泳训练并不能形成真正的低血红蛋白和血细胞压积状态。由此可见,游泳运动建立运动性贫血运动模型可能性所存在质疑和有待于进一步探索。游泳运动建立运动性贫血模型为数不多的成功实验之一是国内学者朱全等(1998)进行的实验,该研究将雄性 Wistar 大鼠随机分为 3 组:对照组(常规饲养);一般游泳训练组(实施每周训练 5 天,每天训练 1 次,第一次 10 分钟,此后逐渐递增,第 1 周末时每天游泳半小时,第 2 周末时每天游泳 1 小时,第 3 周末时每天游泳 2 小时,此后维持此运动量至第 8 周;过度负荷组(前三周训练安排同一般游泳训练组,第 4 周尾部负重从 0.5% 体重逐渐递增至 1% 体重,第 5 周末增加至 2%,第 6 周起每天上、下午各训练 1 次,上午负 2% 体重游泳 2 小时、下午负 3% ~ 7% 体重游泳 2 小时,第 7、8 周于夜间再增加 1 次负重 3% ~ 7% 的训练)。其实验结果显示运动后 24 小时血红蛋白水平对照组和过度负荷组(13.72 ± 0.98g/dl,11.42 ± 0.66g/dl)、一般游泳训练组和过度负荷组(13.8 ± 5.64g/dl,11.42 ± 0.66g/dl)之间表现出统计学显著性差异。由此可见,一般负荷的游泳运动不能降低大鼠血红蛋白的水平,大负荷的游泳运动有助于运动性贫血的发生。

大鼠的跑台运动与游泳运动表现有一致的特点,即大负荷可能是运动性血红蛋白水平降低的关键条件。McDonald R, Hegenauer J, Sucec A 和 Saltman P(1984)以为期 6 周、每周 3 天、初始速度为 0.40m/s、坡度为 6 度和终止速度为 0.55m/s、坡度为 10 度的递增负荷上坡跑台运动方法来研究运动对雌性断奶 5 周 SD 大鼠血红蛋白和肌红蛋白水平的影响,结果显示此运动方式并不能降低运动组大鼠的血红蛋白水平(运动组 16.0 ± 2.0/dl,对照组 15.6 ± 1.3g/dl)。与此相反,国内学者叶剑飞等(1992)在用三月龄 SD 雄性大鼠一般负荷训练和过度负荷训练进行大鼠过度训练模型建立的同时,发现一般负荷组血红蛋白水平略高于安静对照组(P > 0.05),过度训练组大鼠血红蛋白水平较安静组和一般负荷组明显降低(P < 0.01)。其 8 周的训练安排为两组开始均以 10% 坡度、10m/min 速度熟悉跑台,1 周后将速度增至 15m/min,每天增加 10 分钟至每天跑 60 分钟,一般训练组即保持此训练负荷,过度训练组还在此强度训练 1 周后将速度每天增加 5 ~ 30m/min,训练时间增加至 90 分钟,1 周后将速度增至 40m/min、晚上加训 30 分钟,再 1 周后,白天和晚上各加训 30 分钟。之

后,国内学者郑陆等(2000)对 2 月龄雄性 SD 大鼠实施为期 8 周、坡度为 10 度、6 天/周的持续大运动量跑台训练(包括一般训练和力竭性训练各 4 周),具体安排为第一周每天完成 10m/min×10min 的跑台运动、第二周 每天完成 10m/min×10min 跑后继续完成 15m/min×10min、第三周每天进 行 10m/min、15m/min、20m/min 各 10min 的持续跑台运动、第四周每天分 别进行 10m/min、15m/min、20m/min、25m/min 各 10min 的持续运动、第 5 周之后每天以 15m/min、20m/min、25m/min 各 10min 运动后加速至 30m/min、35m/min 各 20min。作者在测试和分析第 4 周、第 6 周和第 8 周 血红蛋白水平后发现训练组第 6 周和第 8 周表现出与血红蛋白水平显著 低于对照组特点(对照组:第 6 周 151±3g/L,第 8 周 138±8g/L,训练组: 第 6 周 134±13g/L、第 8 周 115±10g/L)。但是,SD 大鼠年龄、性别是否 会影响跑台运动性贫血模型的出现及跑台运动强度、持续时间是否是运 动性贫血模型建立的关键因素仍是一个"灰箱"。

电动旋转鼓(electric rotating drum)是除游泳和跑台运动之外建立运 动性贫血动物模型的第三种运动种类,并且其应用效果也不次于前两种 运动方法。Spodaryk 等(1985)以转速为 25m/min 的电动旋转鼓为运动工 具,研究为期 30 天,每天 3 分钟,每天 5 分钟,第一天 1 分钟和 1 分钟/天 递增,第一天 2 分钟和 2 分钟/天递增四种运动方式对雄性 Wistar 大鼠 (240±25g)的红细胞中酶类影响,发现四种运动方式都能产生以血红蛋 白水平显著下降为特征的运动性贫血,且第二组和第四组表现出更高的 模型特点(P<0.01)。可是,运动性贫血多发于耐力型、女性运动员,此种 以雄性大鼠旋转鼓为运动工具的方法(其运动方式与现实中的人体耐力 型项目运动有极大区别)似乎不能够真实反映人体的运动性贫血。之后, Szygula 等(1986)以转速为 1.47km/h 的电动旋转鼓为运动工具对雌性和 雄性 Wistar 大鼠进行为期 35 天的运动训练实验研究,他们发现每天 1 分 钟和每天 2 分钟的延长递增训练均能引发雌、雄性大鼠的血红蛋白水平、 血细胞压积和红细胞数目下降,特别是每天 2 分钟的递增训练可以引起 雌、雄性大鼠理论意义上的运动性贫血。尽管此两个训练方案均可以产 生运动性贫血特征,但是其内部机理如何和是否由于其训练负荷大于以 前没有出现低血红蛋白水平和血细胞压积特点的训练方案有待于探讨。

本研究结果显示贫血评定的三个标准指标 Hb、RBC 和/或 Hct 中,只 有 Hb 在 10 周多级负荷力竭跑台运动组和对照组之间表现出统计学非常 显著性(P<0.01)。运动组 RBC 和/或 Hct 较对照组虽然有所下降,但无

统计学意义。此外,由于多级负荷力竭跑台训练持续时间太长(最长达到一天训练十多小时),而且由于大鼠个体差异较大,从跑台的利用率来说很不经济。所以在正式实验过程中,作者没有采用此种运动性贫血模型,而是采用递增负荷跑台运动建立的运动性贫血模型。

5.4 小 结

* 10周多级负荷力竭跑台运动可导致运动组大鼠 Hb 较对照组高度显著性下降($P < 0.01$),说明此运动性贫血模型是可行的。

* 10周多级负荷力竭跑台运动耗时太长,跑台的利用率很不经济。

* 建议采用递增负荷跑台运动造运动性贫血模型。

6 动物实验
长期运动训练及营养干预对
大鼠红细胞功能的影响
——运动性贫血机制的探讨

6.1 实验方法

6.1.1 实验动物与分组

此部分动物实验是在未发表的资料但已成功建立的递增负荷跑台运动性贫血模型基础上进行的。雄性 Wistar 大鼠 65 只,体重 200±15 克,由中国医学科学院实验动物研究所提供,动物许可证编号:SCXK11－00－0006,动物级别:二级。随机、筛选分为 3 组:对照组(21 只)、递增负荷跑台运动组(简称运动组,44 只)。动物饲料为全价营养颗粒饲料,由北京科澳协力饲料有限公司提供(京动许字(2000)第 15 号,含铁量32.1mg/100g);动物饲养环境温度 23±2℃,湿度 40%~60%;分笼饲养,每个鼠笼 5 只,自由饮食,自然昼夜节律变化光照。营养补剂成分有人参、肉苁蓉、淫阳藿、黄芪、枸杞、血红素铁、番茄红素、复合维生素等,补充时间和方式为每日训练结束后灌胃,直至实验结束。实验动物分组情况见表 6－1。

表 6－1 实验动物分组

组别	N	体重(g)
对照组	21	204.3±9.2
运动组	44	205.1±8.7

6.1.2 运动方式

训练组大鼠进行递增负荷跑台训练(BCPT－96 型)5 周,动物跑台坡度为 0 度,跑台速度为 30m/min,每周训练 6 天,前两周每天 1 次进行训练,其余时间为每天早晚各 1 次,周日休息;训练安排计划为:第 1 次训练时间为 1 分钟,之后 2 分钟/次的加速度进行递增,最后 1 次的训练时间为 97 分钟。如果训练过程中大鼠出现严重力竭症状:连续施加机械刺激大鼠不能继续跑动且跑台后腹部触地,严重呈"甲鱼状",则允许其休息 2～5 分钟。5 周后随机挑选 22 只大鼠以抗运动性贫血复合剂进行营养干预,于第 8 周后宰杀。

6.1.3 样品采集

采用腹腔戊巴妥钠麻醉,胸主动脉取血 3 毫升,根据测试指标的需要,采取相应的抗凝剂抗凝。

6.1.4 指标测试仪器和方法

6.1.4.1 红细胞指标测试仪器

* 日本 Sysmex F－820 血细胞分析仪
* 752 紫外光分光光度计
* 上海高速冷冻离心机
* BD 公司生产的 FACS－440 流式细胞仪
* TCS－SP2 激光共聚焦显微镜
* JEOL JSM－5600LV 扫描电子显微镜
* SDS－PAGE 电泳仪

6.1.4.2 红细胞扫描电镜观察

对照组、运动组和运动＋营养组分别随机取四只大鼠进行扫描电镜的观察。红细胞分类参考李可基报道的 RBC 形态分类方法(李可基等 1989)和邓家栋主编的临床血液学中介绍的分类方法(2001)观察异常 RBC 形态,且每个样本观察不少于 1000 个 RBC、计算红细胞异常率。扫描电镜红细胞处理具体方法为:

* 取 100μl(约 1 滴)全血放入预先混匀 500μl 室温生理盐水和 50μl

生物素的 EP 管中,并用生理盐水补足 1.5mL 于 37℃复形,时间为 20 分钟;

　　* 低速(小于 1500rpm)离心,去上清液后加入至 0.25%戊二醛溶液中固定,室温、15 分钟;

　　* 离心分离红细胞用 3%戊二醛进行第 2 次固定,室温、30 分钟;

　　* 离心、水溶;

　　* 铺中;

　　* 50%、70%、90%、100%梯度乙醇脱水;

　　* 临界点干燥;

　　* 喷金;

　　* JEOL JSM - 5600LV 扫描电子显微镜下进行红细胞形态观察。

6.1.4.3　红细胞脂质过氧化物酶及代谢酶指标的测试方法

(1)过氧化氢酶(Catalase CAT)测定方法

测定原理:过氧化氢酶(CAT)分解 H_2O_2 的反应可通过加入钼酸铵而迅速终止,剩余的与钼酸铵作用产生一种淡黄色的络和物,在 405nm 处测定其生成量,可计算出 CAT 的活力。

试剂组成与配制:

试剂一:液体 100mL×1 瓶,4℃保存。

试剂二:底物液体 10mL×1 瓶,4℃保存。

试剂三:显色粉剂一瓶,临用前加蒸馏水至 100mL,4℃保存。试剂四:液体 10mL×1 瓶,4℃保存。天冷时会凝固,临用前须热水浴至试剂透明方可使用。

操作步骤:

	空白管	测定管
试剂一(37℃预温)(μl)	1000	1000
试剂二(37℃预温)(μl)	100	100
蒸馏水(μl)		100
血清(μl)		100

混匀,37℃准确反应 1 分钟(60 秒)。

试剂三(μl)	1000	1000
试剂四(μl)	100	100

混匀,0.5nm 水调零测各管吸光度。

血清中的过氧化氢酶活力的计算

公式:(空白管的吸光度—样品管的吸光度)×271÷60 秒×1000μl/取样量 μl 样品测试前稀释倍数。

(2)醛缩酶的测定方法

醛缩酶试剂盒为英国原装朗道 RANDOX 公司产品。

分析原理:1,6 二磷酸果糖在醛缩酶和磷酸丙糖异物酶的作用下,生成终产物磷酸二羟丙酮,磷酸二羟丙酮在磷酸甘油脱氢酶催化下能氧化 NADH。在磷酸丙糖异物酶和磷酸甘油脱氢酶充分的环境中,醛缩酶的活性与 NADH 浓度减少的速率成正比,在 340nm 波长下,可进行测定。

测试样本:血清,肝素抗凝血浆

内容(Contents)	浓度(Concentration in the Test)	
1. 缓冲液/底物(Buffer/Substrate)		
三甲吡啶(Collidine buffer)	51mmol/L, PH7.4	
碘乙酸盐(Mono – iodoacetate)	0.27mmol/L	
1,6 – 二磷酸果糖(F – 1,6DP)	2.7mmol/L	
2. NADH	0.23mmol/L	
3. 酶试剂(GDH/TIM/LDH)		
磷酸甘油脱氢酶(GDH)	>326mU/mL	
磷酸丙糖异物酶(TIM)	>4.35mU/mL	
乳酸脱氢酶(LDH)	>616mU/mL	
	样本空白	样品
样品	0.2mL	0.2mL
缓冲液/底物		2.5mL
0.9%NaCl 溶液	2.5mL	
NADH		0.05mL
酶试剂		0.05mL

混匀,30~37℃孵育5分钟,以样品空白调零,1nm光径,波长340nm处读初始吸光度A_1,再孵育20分钟,读初始吸光度A_2。$\triangle A = A_1 - A_2$

如果$A_1 < 0.95$,以等体积的0.9%Nacl溶液溶液稀释重测,结果乘以2。

结果计算:

$U/I = 54.8 \times \triangle A340nm$

(3)谷胱甘肽过氧化物酶(GSH-PX)的测试方法

测定原理:谷胱甘肽过氧化物酶(GSH-PX)可以促进过氧化氢(H_2O_2)与还原型谷胱甘肽(GSH)反应生成H_2O及氧化型谷胱甘肽(GSSG),谷胱甘肽过氧化物酶的活力可用其酶促反应的速度来表示,测定此酶促反应中还原型谷胱甘肽的消耗,则可求出酶的活力。

测试盒组成:

试剂一:储备液10mL×1瓶,4℃保存(3个月)。用时取1mL加蒸馏水至100mL配成应用液。现用现配。

试剂二:粉剂×1瓶,用时加90-100℃的热蒸馏水至210mL,充分完全溶解,此为过饱和溶液。用滤纸过滤,室温保存。

试剂三:粉剂×1瓶,用时加蒸馏水200mL溶解,室温保存。

试剂四:粉剂×1瓶,用时加蒸馏水50mL溶解,避光4℃保存。

试剂五:粉剂×4支,用时每支加蒸馏水50mL溶解,避光冷藏保存五天。

试剂六:GSH标准品粉剂6.14mg×6支。

试剂七:GSH标准品溶剂储备液10mL×2瓶,冰箱冷藏保存,测试前按:储备液:双蒸水=1:9稀释,即为标准品溶剂应用液,按所需要现用现配。

全血中的GSH-PX的测定:

溶血液的配制:

取人肝素抗凝全血20μl,以蒸馏水稀释至1mL,配成1:49的溶血液;鼠血10μl加蒸馏水至1mL,配成1:99的溶血液。充分混匀,放置5分钟直至使玻璃管中的溶血液对光呈完全透明状,方可进行检测。已配好的溶血液中GSH-PX活力只能保持45~60分钟,天冷时可延迟至120分钟。如果当天来不及测定则以抗凝全血冰箱保存,2~3天内酶活力变化不大。

（4）丙二醛（MDA）测定方法

测试原理：过氧化脂质降解产物中的丙二醛（MDA）可与硫代巴比妥酸（TBA）缩合，形成红色产物，在 532nm 处有最大吸收峰。

试剂组成：

试剂一：液体 6mL × 2 瓶，室温保存。（天冷时会凝固，每次测试前适当加温以加速溶解，直至透明方可使用）

试剂二：液体 6mL × 2 瓶，用时每瓶加 170mL 双蒸水混匀（注意不要碰到皮肤上）。试剂三：粉剂 × 1 支，用时加入到 80～100℃的热双蒸水中，充分溶解后用双蒸水补足至 60mL 再加冰醋酸 60mL，混匀，避光冷藏。

标准品：10nmol/L 四乙氧基丙烷 5mL × 1 瓶。

计算：血清（浆）中 MDA 含量 = 非酶管 OD 值 − 酶管 OD 值/标准管 OD 值 − 空白管 OD 值 × 标准液浓度 × 稀释倍数

全血中 MDA 含量 = 非酶管 OD 值 − 酶管 OD 值/标准管 OD 值 − 空白管 OD 值 × 标准液浓度 ÷ 取样量/1mL

（5）唾液酸（SA）的测定方法

测试原理：唾液酸（SA）在氧化剂存在的情况下与 5 − 甲基苯二酚形成紫红色的络合物，吸光度符合比色定律，通过测定络合物吸光度与标准即可计算出唾液酸的含量。

试剂组成：

试剂一：液体 20mL × 1 瓶，室温保存。

试剂二：显色剂 60mL × 4 瓶，4℃避光保存。

SA 标准：1mmol/L0.5mL × 1 支，− 20℃下冷冻。

血清中 SA 的测定：

	测定管	标准管	空白管
血清（mL）	0.1		
1mmol/LSA 标准（mL）		0.1	
蒸馏水（mL）			0.1
试剂一（mL）	0.2	0.2	0.2
试剂二显色剂（mL）	4.0	4.0	4.0

混匀,100℃水浴15分钟,流水冷却后,3000～3500转/分,离心10分钟,取上清,560nm波长,1cm光径,空白管或蒸馏水调零读取各管的吸光度。

血清中SA的的计算:

血清中SA(mmol/L) = 测定管吸光度/标准管吸光度×标准液浓度(mmol/L)

人血清正常参考值:1.61±0.147

(6)超氧化物歧化酶(SOD)测试方法

测定原理:通过黄嘌呤及黄嘌呤氧化酶反应系统产生超氧阴离子自由基,后者氧化羟胺形成亚硝酸盐,在显色剂的作用下呈现紫红色,用可见光分光光度计测其吸光度。当被测样品中含有超氧化物歧化酶(SOD)时,则对超氧阴离子自由基有专一性的抑制作用,使形成的亚硝酸盐减少,比色时测定管的吸光度值低于对照管的吸光度值,通过公式计算可求出被测样品中的SOD活力。

试剂的组成:

试剂一:液体10mL×2瓶,用时每瓶加蒸馏水稀释至100mL。

试剂二:液体7mL×2瓶,4～10℃保存。

试剂三:液体7mL×2瓶,4～10℃保存。

试剂四:液体0.5mL×2瓶,4℃保存,不可冷冻;4号稀释液7mL×2瓶,4℃保存。用时二者按1:14稀释。

试剂五:粉剂×1支,用时加入到70～80℃的热双蒸水中,充分溶解后用双蒸水补足至150mL,混匀,避光冷藏。

试剂六:粉剂×1支,用时加入到双蒸水中,充分溶解后用双蒸水补足至150mL,避光冷藏。

显色剂的配制:按照5号试剂:6号试剂:冰醋酸=3:3:2的体积比例配成显色剂,4℃避光冷藏。

操作方法:

总SOD(T-SOD)活力的测定:

试　剂	测定管	对照管
1 号试剂(mL)	1.0	1.0
样品(mL)	a	
蒸馏水(mL)		a
2 号试剂(mL)	0.1	0.1
3 号试剂(mL)	0.1	0.1
4 号试剂(mL)	0.1	0.1

用旋涡混匀器充分混匀,置37℃恒温水浴40分钟。

显色剂(mL)	2	2

混匀,10分钟后倒入1cm光径比色杯,560nm波长,蒸馏水调零读取各管的吸光度。

a代表样本取样量和双蒸水取样量。

注:红细胞中只有CuZn–SOD,测红细胞中SOD可以参照T–SOD活力的测定。

计算:血清(浆)总SOD活力 NU/mL = 对照管吸光度 – 测定管吸光度/对照管吸光度÷50%×稀释倍数

红细胞中SOD活力 NU/gHb = 对照管吸光度 – 测定管吸光度/对照管吸光度÷50%×反应液体积×抽提液总量/测定抽提液量×1mL/采血量÷血红蛋白

(7)葡萄糖–6–磷酸脱氢酶(G–6–PD)测试方法

原理:正常血红蛋白是亚铁血红蛋白,可被氧化成为高铁血红蛋白,当红细胞内G–6–PD含量正常时,通过戊糖代谢旁路形成的NADPH可作为血液中高铁血红蛋白还原酶的辅酶,并在递氢体的参与下,高铁血红蛋白还原为亚铁血红蛋白。当红细胞内缺少G–6–PD时,高铁血红蛋白不能被还原,通过测定高铁血红蛋白的吸光度,可算出G–6–PD的活力。

试剂组成:

试剂一:液体 3mL×2瓶,室温保存。

试剂二:粉剂甲×1支,粉剂乙×1支,用时将甲粉剂倒入乙粉剂中,再加蒸馏水 10mL 混匀,充分溶解后于 4~8℃保存。

试剂三:储备液 80mL×2 瓶。用时储备液:双蒸水 = 1:9 稀释配成应用液,4~8℃保存。

试剂四:葡萄糖粉剂 2 支,生理盐水 30mL×1 瓶,用时每支葡萄糖粉剂加生理盐水 3mL,溶解后冷冻后保存(-20℃),以防霉变。

操作步骤:

样本前处理:抽取静脉血 2mL,用肝素抗凝,加葡萄糖液 20μl,将此标本离心沉淀 1000 转/分,离心 5 分钟,待红细胞下沉后吸去部分血浆,使红细胞与血浆比例为 1:1,摇匀备用。

	测定管	对照管	空白管
处理好的全血(mL)	0.4(0.2)	0.4(0.2)	0.4(0.2)
试剂一(mL)	0.02(0.01)		
试剂二(mL)		0.02(0.01)	
双蒸水(mL)		0.02(0.01)	0.04(0.02)

混匀,与空气中的氧气充分接触,置 37℃水浴 3 小时。保温后,请再充分混匀后进行下面的操作。

	测定管	对照管	空白管
保温好的混合液(mL)	0.05	0.05	0.05
试剂三(mL)	5	5	5

充分混匀,2 分钟后再离心 3000 转/分,10 分钟,取上清在 1cm 光径比色杯,640nm 波长,蒸馏水调零读取各管的吸光度。

计算公式:高铁血红蛋白还原百分率 = 对照管吸光度值 – 测定管吸光度值/对照管吸光度值 – 空白管吸光度值×100%

(8)ATP 酶测试方法

原理:ATP 酶可分解 ATP 生成 ADP 及无机磷,测定无机磷的量可判断 ATP 酶活力的高低。

样品前处理:洗涤红细胞:取肝素抗凝全血 1mL,加 4 倍生理盐水,1000~1500 转/分离心 5~10 分钟,弃上清留沉淀的红细胞,按此方法反复洗涤 3 次。上清一定要尽量丢弃,以免影响结果。

溶血液的制备:取离心后沉淀的红细胞加双蒸水至 1.5mL,在旋涡混匀器上混匀 1 分钟,使细胞充分溶解。

操作步骤:

	试剂一 (μl)	试剂二 (μl)	试剂三 (μl)	试剂四 (μl)	试剂五 (μl)	试剂六 (μl)	溶血液 (μl)
A 管	130	40		40		40	

混匀,37℃水浴准确反应 10 分钟。

试剂七(μl)	溶血液(μl)
50	200

混匀,离心 3000～4000 转/分,10 分钟,取上清 200μl 定磷。

	0.5mmol/L 标准磷应用液 (μl)	上清液 (μl)	定磷剂 (μl)
标准管	200		2000
A 管		200	2000

混匀,45℃水浴 20 分钟,冷却至室温,1cm 光径比色杯,660nm 波长,蒸馏水调零读取各管的吸光度。

ATP 酶活力 = 测定管吸光度值 – 对照管吸光度值/标准管吸光度值×标准管磷含量×反应液中样品稀释倍数×6÷(0.2mL 溶血液中红细胞个数÷107)

(9)—氧化氮合酶(NOS)测定方法

测试原理:NOS 催化 L – Arg 和分子氧反应 NO,NO 与亲核性物质生成有色化合物,在波长 530nm 下测定吸光度。根据吸光度的大小可计算出 NOS 活力。

操作步骤:

	空白管	测定管
双蒸水(μl)	30	
样品(μl)		30
试剂一 底物缓冲剂(μl)	200	200
试剂二 促进剂(μl)	10	10
试剂三 显色剂(μl)	100	100

混匀,37℃水浴准确反应 10 分钟。

试剂四 透明剂(μl)	100	100
试剂五 终止剂(μl)	2000	2000

混匀,1cm 光径比色杯,530nm 波长,蒸馏水调零读取各管的吸光度。

计算公式:NOS(U/mL) = 测定管吸光度 – 空白管吸光度/呈色物摩尔消光系数 × 反应液总体积/取样量 × 1/比色光径与反应时间乘积 ÷ 1000

(10)一氧化氮(NO)测试方法

测试原理:NO 化学性质活泼,在体内代谢很快转为 NO_2^- 和 NO_3^-,而 NO_2^- 又进一步转化为 NO_3^-,本法利用硝酸还原酶特异性将 NO_3^- 还原为 NO_2^-,通过显色深浅测定其浓度的高低。

检测步骤:

	空白管	标准管	测定管
双蒸水(mL)	0.1		
100μmol/LKNO$_3$(mL)		0.1	
样本(mL)			0.1
1 号试剂(mL)	0.2	0.2	0.2
2 号试剂(mL)	0.2	0.2	0.2

混匀,37℃水浴准确反应 60 分钟。

3 号试剂(mL)	0.2	0.2	0.2
4 号试剂(mL)	0.1	0.1	0.1

充分旋涡混匀 30 秒,室温静止 10 分钟,3500～4000 转/分,离心 10 分钟,取上清显色。

上清(mL)	0.5	0.5	0.5
显色剂(mL)	0.6	0.6	0.6

混匀,室温静止 10 分钟,蒸馏水调零,0.5cm 光径比色杯,530nm 波长,读取各管的吸光度。

计算公式:

NOμmol/L = 样品管吸光度 − 空白管吸光度/标准管吸光度 − 空白管吸光度 × 标准品浓度 × 样品测试前稀释倍数

(11)抗坏血酸(维生素 C)测定方法

测定原理:本法用与还原型抗坏血酸迅速作用生成,后者再与啡罗啉显色反应,可以测定血浆中维生素 C 的含量。

上清液的制备:取样本 0.15mL 加 1 号试剂 0.45mL,旋涡混匀,放置 15 分钟后离心,3500～4000 转/分,离心 10 分钟,上层清亮液体为上清液。

(12)维生素 E 测定方法

测定原理:维生素 E 在啡罗啉的存在的情况下,可使三价铁离子还原成二价铁离子,后者在特定的环境下可与啡罗啉形成粉红色复合物,通过比色,在标准曲线上,可查出维生素 E 的含量,或者通过公式计算出维生素 E 的含量。

	测定管	空白管	标准管
维生素 E 正庚烷抽提液(mL)	0.8	0.8	0.8
试剂一(mL)	0.1	0.1	0.1
试剂二(mL)	0.05	0.05	0.05

混匀,立即记录时间,准确静止 5 分钟。

试剂三(mL)	0.05	0.05	0.05

混匀(10 秒左右)。

无水乙醇(mL)	1.0	1.0	1.0

混匀,2分钟后,蒸馏水或无水乙醇调零,1cm光径比色杯,533nm波长,读取各管的吸光度。

计算公式:维生素E(μg/mL) = 样品管吸光度 - 空白管吸光度/标准管吸光度 - 空白管吸光度×标准品浓度×样品测试前稀释倍数

(13)红细胞膜磷脂酰丝氨酸(PS)外翻率的测定

* 红细胞膜磷脂酰丝氨酸(PS)的试剂盒为 BD Biosciences – PharMingen 公司产品。

* 试剂盒组成(100 tests)

Annexin V – FITC:500μl

Propidium Iodide Staining Solution(PI):500μl

10X Binding Buffer:50mL

* 原理 在正常红细胞膜,磷脂酰丝氨酸(PS)位于膜内侧,但当红细胞老化或凋亡时,谷氨酰胺转移酶的活化使红细胞膜磷脂的对称性丧失,导致 PS 从细胞膜的内侧翻转到细胞膜的表面,暴露在细胞外环境中。Annexin – V 是一种分子量为 35 – 36KD 的 Ca^{2+} 依赖性磷脂结合蛋白,能与 PS 高亲和力特异性结合。因此将 Annexin – V 进行荧光素 FITC 标记,以标记了的 Annexin – V 作为荧光探针,利用流式细胞仪检测转到膜外侧的 PS。

* 仪器 流式细胞仪;荧光显微镜;低温离心机;玻璃盖玻片(用于荧光显微镜观测)。

* 样品前处理

(1)取新鲜抗凝全血 20μl,于低温离心机 1500 转/分,10 分钟离心。离心结束后将上层血浆用加样枪轻轻吸出,下层红细胞液加入与血浆等体积的 PBS 缓冲液,将沉淀轻轻吹起,混匀,然后于低温离心机同样转速离心 10 分钟,去上清液,然后加入缓冲液反复轻轻吹洗,混匀。

(2)取离心后并反复吹洗的红细胞悬液 10μl,加入 990μl PBS 缓冲液至 1000μl;然后取稀释(100 倍)好的稀释液 100μl 加入 900μl PBS 缓冲液至 1000μl(稀释 1000 倍),进行细胞计数,红细胞的浓度约为 106/个 mL 或 5×105 个/mL,加入 100μl1X Binding Buffer,5μlAnnexin V – FITC 和 5μlPI,室温下避光反应 15 分钟,加入 400μl1X Binding Buffer,准备上机待测。

(14)红细胞膜蛋白聚丙烯酰胺凝胶电泳(SDS－PAGE)

* 原理:变性的多肽与阴离子去污剂－十二烷基磺酸钠(SDS)结合并因此而带负电荷,由于多肽结合 SDS 的量几乎是与多肽的分子量成正比而与其序列无关,因此 SDS 多肽复合物在通过丙烯酰胺与双丙烯酰胺胶联形成的孔径时,分子量不同的 SDS 多肽复合物被分离。

* 红细胞膜的制备:抗凝血4℃下1500转/分,加入预冷的0.9%生理盐水洗涤红细胞悬液,离心10分钟,除去上清液,如此重复洗涤3次。红细胞悬液按1:10(V/V)加入预冷的破膜液(5mMTris－HCl,pH7.6),反复振荡,混匀,约20分钟,使红细胞充分溶解,配平,14000转/分,4℃下离心20分钟,反复离心3次,即可得到白色的红细胞膜样品,－80℃冰箱保存。具体操作步骤如下:

* 用75%酒精擦拭玻璃板和边条,装板。

* 配分离胶:根据《分子克隆实验指南》配制,其浓度为12%,并按顺序加入各试剂,留出基层胶空间,加去离子水封盖,胶完全聚合后吸去去离子水。

* 配基层胶:根据《分子克隆实验指南》配制,并按顺序加入各试剂。插好梳子,加基层胶直到与短板相平,30分钟后拔出梳子。

* Buffer 与样品以1:4比例混合,煮沸5分钟。

* 标准蛋白质的组成:其分子量从小到大分别为:鸡蛋清溶菌酶(14400 道尔顿),胰蛋白酶抑制剂(20100 道尔顿),牛碳酸酐酶(31000 道尔顿),兔肌动蛋白(43000 道尔顿),牛血清白蛋白(66200 道尔顿),兔磷酸化酶 B(97400 道尔顿)。

* 电泳:用 Hamilton 微量注射器上样,每孔加样量为 $50 \sim 100 \mu g$,顺次加入样品及标准蛋白,避免有气泡;放入电泳槽,基层胶为 8v/cm,分离胶为 15v/cm,溴酚蓝达底部 1cm 时关闭;卸下玻璃板,并标记凝胶方向。

* 染色与脱色:将胶放入染液中摇动染色3～4小时,然后取下凝胶放入脱色液中摇动,直到出现清晰的条带为止。

(15)红细胞膜蛋白双向电泳

* 从小管中取出 $400 \mu l$ 水化上样缓冲液,加入 $100 \mu l$ 样品,充分混匀。

* 从－20℃冰箱中取出保存的预制胶条(7cm pH3～10),室温放置10分钟。

* 沿着聚焦盘或水化盘中槽的边缘从左至右加入样品。在槽两端1cm左右不要加样,中间的样品液一定要连贯。

* 用镊子轻轻地去除预制胶条上的保护层。

* 分清胶条的正负极,轻轻地将胶条的胶面朝下置于聚焦盘或水化盘中样品溶液上,使得胶条的正极对应于聚焦盘的正极。确保胶条与电极紧密接触。不要使样品溶液弄到胶条背面的塑料支撑膜上,因为这些溶液不会被胶条吸收。同时还要注意不使胶条下面的溶液产生气泡。

* 在每根胶条上覆盖 2~3mL 矿物油,防止胶条水化过程中液体的蒸发。

* 对好正负极,盖上盖子。设置等电聚焦程序。

* 聚焦结束的胶条,立即进行平衡、第二向 SDS – PAGE 电泳。

6.2　数据统计方法

用 SPSS 10.0 统计软件进行数据分析。各指标以平均数和标准差表示,并进行方差分析和各指标之间的相关性分析。P < 0.05 有显著性。

6.3　实验结果

6.3.1　跑台和游泳运动对大鼠血细胞指标与体重的影响

表 6 - 1　跑台和游泳运动对大鼠血细胞指标与体重的影响

组别	N	血红蛋白(g/L)	红细胞计数($\times 10^{12}$/L)	红细胞压积(%)	体重(g)
对照组	21	126.00 ± 10.79	9.01 ± 0.83	50.26 ± 3.31	391.3 ± 11.2
跑台组	21	112.00 ± 6.46**	6.03 ± 0.24**	44.89 ± 4.19**	343.8 ± 40.2*
游泳组	8	153.75 ± 15.87**	9.05 ± 0.91	44.96 ± 4.39	353.5 ± 41.9

与对照组相比,*:P < 0.05,**:P < 0.01

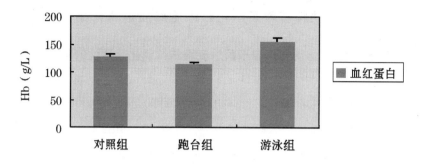

图6-1 跑台、游泳运动对血红蛋白的影响

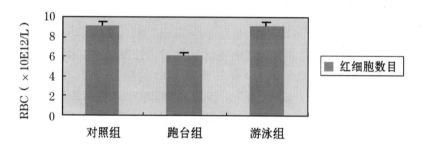

图6-2 跑台、游泳运动对红细胞数目的影响

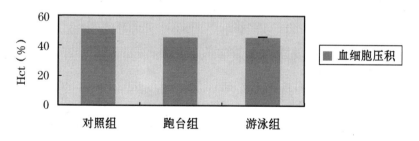

图6-3 跑台、游泳运动对血细胞压积的影响

6.3.2 运动和营养干预对红细胞脂质过氧化指标的影响

表 6-2 运动和营养干预对红细胞抗氧化酶活性的影响

组号	SOD NU/mL	GSH-PX NU/mL	CAT K/mL	Ery-SOD NU/10^7RBC	Ery-GSH-PX NU/10^7RBC	Ery-CAT K/10^7RBC
1	951.48±20.33	123.04±71.80	36.26±13.13	903.97±234.42	7.09±3.51	0.52±0.14
2	898.45±80.98*	63.87±56.87*	21.52±10.98**	728.54±129.95*	4.82±2.03*	0.29±0.045**
3	905.11±47.28	85.13±50.19	33.13±13.24▲	779.68±132.03	5.60±1.69	0.41±0.17▲

备注:1:对照组;2:运动组;3 运动 + 营养干预组
与对照组相比,＊:P < 0.05,＊＊:P < 0.01
与运动组相比,▲:P < 0.05,▲▲:P < 0.01

从表可见运动使血浆和红细胞抗氧化酶活性发生了变化。(1)与对照组相比,运动组的血浆 SOD 和红细胞 SOD 均明显下降,从 951.48 ± 20.33 和 903.97 ± 234.42 降到 898.45 ± 80.98 和 728.54 ± 129.95,分别下降了 5.62% 和 19.44%,差异有显著性意义(P < 0.05),运动 + 营养干预组的血浆 SOD 和红细胞 SOD 较运动组升高,分别升高了 0.83% 和 6.96%,趋势较明显,但无显著性差异,而运动 + 营养干预组的血浆 SOD 和红细胞 SOD 较对照组有下降的趋势,但无显著性差异(P < 0.05)(如图 6-4 和图 6-5)。

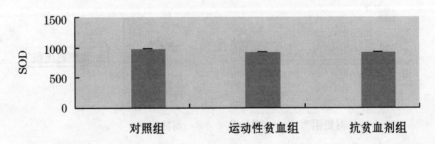

图 6-4 运动及抗贫血剂对血浆 SOD 的影响

(2)GSH - PX 的变化趋势与 SOD 基本一致,与对照组相比,运动组的血浆 GSH - PX 和红细胞 GSH - PX 均明显下降,从 123.04 ± 71.80 和

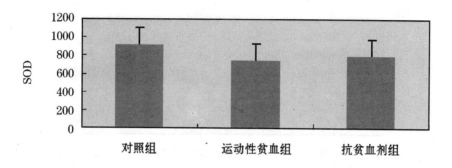

图6-5 运动及抗贫血剂对红细胞 SOD 的影响

7.09 ± 3.51 降到 63.87 ± 56.87 和 4.82 ± 2.03,分别下降了 48.11% 和 31.98%,差异有显著性意义(P < 0.05);运动 + 营养干预组的血浆 GSH - PX 和红细胞 GSH - PX 较运动组升高,分别升高了 33.28% 和 16.23%,趋势较明显,但无显著性差异。而运动 + 营养干预组的血浆 GSH - PX 和红细胞 GSH - PX 较对照组有下降趋势(如图 6 - 6 和图 6 - 7)。

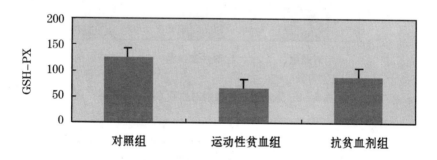

图6-6 运动及抗贫血剂对血浆 GSH - PX 的影响

(3)与对照组相比,运动组的血浆 CAT 和红细胞 CAT 均明显下降,从 36.26 ± 13.13 和 0.52 ± 0.14 降到 21.52 ± 10.98 和 0.29 ± 0.045,分别下降了 40.73% 和 44.16%,差异有高度显著性意义(P < 0.01),运动 + 营养干预组的血浆 CAT 和红细胞 CAT 较运动组明显升高,从 21.52 ± 10.98 和 0.29 ± 0.045 增加到 33.13 ± 13.24 和 0.41 ± 0.17,分别升高了 34.97% 和 41.44%,差异有显著性意义(P < 0.05)。而运动 + 营养干预组的血浆 CAT 和红细胞 CAT 较对照组有下降的趋势,但无显著性差异(如图 6 - 8 和图 6 - 9)。

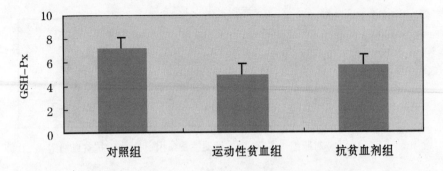

图6-7 运动及抗贫血剂对红细胞 GSH-PX 的影响

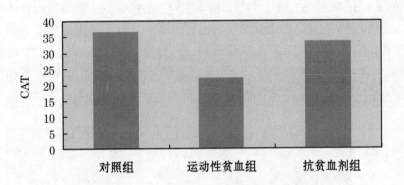

图6-8 运动及抗贫血剂对血浆 CAT 的影响

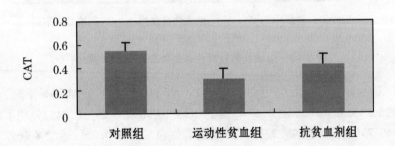

图6-9 运动及抗贫血剂对红细胞 CAT 的影响

6.3.3 运动和营养干预对红细胞 MDA、VitE、VitC 含量的影响

表 6 - 3 运动和营养干预对红细胞 MDA、VitE、VitC 含量影响

组号	MDA nmol/mL	Ery - MDA nmol/10⁷RBC	Vit - E μg/mL	Vit - C μg/mL
1	1.88 ± 0.67	$(6.51 \pm 2.07) \times 10^{-3}$	85.64 ± 15.41	205.52 ± 19.46
2	$2.67 \pm 0.49^{**}$	$(9.20 \pm 2.40) \times 10^{-3*}$	$139.9 \pm 138.46^{**}$	221.08 ± 18.37
3	2.26 ± 0.82	$(6.81 \pm 2.05) \times 10^{-3\blacktriangle}$	$67.73 \pm 51.20^{\blacktriangle\blacktriangle}$	204.15 ± 12.38

备注:1:对照组;2:运动组;3 运动 + 营养干预组

与对照组相比, $*$:$P < 0.05$, $**$:$P < 0.01$

与运动组相比,$\blacktriangle$:$P < 0.05$,$\blacktriangle\blacktriangle$:$P < 0.01$

从上表结果可知:(1)运动组血浆 MDA 较对照组明显升高,由 1.88 ± 0.67 上升至 2.67 ± 0.49,升高了 41.98%,有高度显著性差异($P < 0.01$),运动 + 营养干预组的血浆 MDA 较运动组降低约 15.36%,但无显著性差异($P > 0.05$)。运动 + 营养干预组的血浆 MDA 较对照组升高约 20.21%,但无统计学意义。如图 6 - 10 所示。

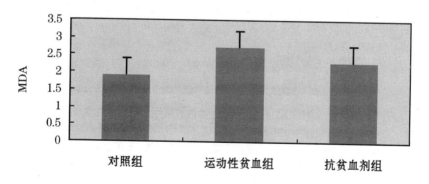

图 6 - 10 运动及抗贫血剂对血浆 MDA 的影响

(2)运动组红细胞 MDA 较对照组明显升高,由 $(6.51 \pm 2.07) \times 10^{-3}$ 上升至 $(9.20 \pm 2.40) \times 10^{-3}$,升高了 41.32%,有显著性差异($P < 0.05$),运动 + 营养干预组的血浆 MDA 较运动组明显降低,从 $(9.20 \pm 2.40) \times$

10^{-3}降至$(6.81 \pm 2.05) \times 10^{-3}$,降低了25.98%,有显著性差异($P < 0.05$)。运动+营养干预组的血浆MDA较对照组升高有升高趋势,但无统计学意义。如图6-11所示。

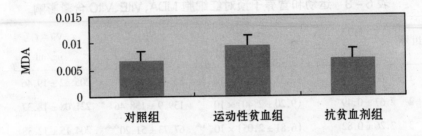

图6-11 运动及抗贫血剂对红细胞MDA的影响

(3)运动组红细胞Vit-E较对照组明显升高,由85.64 ± 15.41上升至139.9 ± 138.46,升高了63.35%,有高度显著性差异($P < 0.01$),运动+营养干预组的血浆MDA较运动组明显降低,从139.9 ± 138.46降至67.73 ± 51.20,降低了51.58%,有高度显著性差异($P < 0.01$)。运动+营养干预组的红细胞Vit-E较对照组有所降低,但无统计学意义。如图6-12所示。

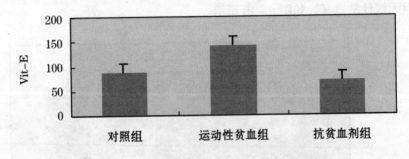

图6-12 运动及抗贫血剂对血清Vit-E的影响

(4)对照组、运动组以及运动+营养干预组的红细胞VitC的浓度基本不变。如图6-13所示。

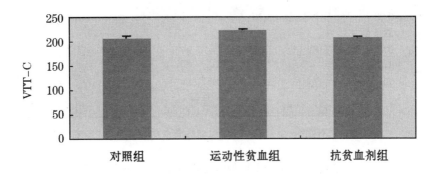

图6－13 运动及抗贫血剂对血浆 VIT－C 的影响

6.3.4 运动和营养干预对红细胞代谢酶的影响

表6－4 运动和营养干预对红细胞代谢酶的影响

组　别	醛缩酶（AD） （U/I）	6－磷酸葡萄糖脱氢酶 （G－6－PD）（％）	$Na^+ － K^+ － ATP$ 酶 $\mu mol\ pi/10^7 RBC/H$
对　照　组	7.36 ± 2.33	79.93 ± 10.87	0.021 ± 0.0015
运　动　组	$5.19 \pm 0.79^{**}$	$67.49 \pm 10.26^{**}$	$0.015 \pm 0.001^{**}$
运动＋营养干预组	5.80 ± 0.72	$77.43 \pm 7.71^{\blacktriangle}$	0.016 ± 0.0014

与对照组相比，*：$P < 0.05$，**：$P < 0.01$
与运动组相比，▲：$P < 0.05$，▲▲：$P < 0.01$

从上表结果可知:(1)运动组红细胞 $Na^+ － K^+ － ATP$ 酶较对照组明显降低,由 0.021 ± 0.0015 降低至 0.015 ± 0.001,降低了 28.57%,有高度显著性差异($P < 0.01$),运动＋营养干预组的红细胞 $Na^+ － K^+ － ATP$ 酶较运动组浓度基本保持不变,略微升高了 6.73%,无统计学意义。运动＋营养干预组的红细胞 $Na^+ － K^+ － ATP$ 酶较对照组明显降低,从 0.021 ± 0.0015 降至 0.016 ± 0.0014,有高度显著性差异($P < 0.01$)。如图 $6 － 14$ 所示。

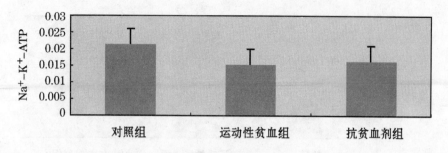

图 6 - 14　运动及抗贫血剂对红细胞 Na⁺ - K⁺ - ATP 的影响

（2）运动组 AD 较对照组 AD 有明显降低，从 7.36 ± 2.33 降至 5.19 ± 0.79，降低了 29.48%，有高度显著性差异（P < 0.01），运动 + 营养干预组的 AD 较运动组的 AD 有升高的趋势，升高了 11.75%，但无统计学意义。运动 + 营养干预组的 AD 较对照组的 AD 有明显下降，从 7.36 ± 2.33 降至 5.80 ± 0.72，有显著性差异（P < 0.05）。如图 6 - 15 所示。

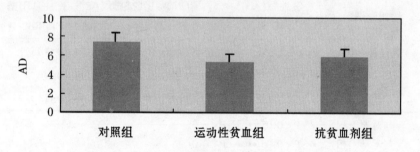

图 6 - 15　运动及抗贫血剂对红细胞 AD 的影响

（3）运动组 G - 6 - PD 较对照组 G - 6 - PD 有明显降低，从 79.93 ± 10.87 降至 67.49 ± 10.26，降低了 15.56%，有高度显著性差异（P < 0.01），运动 + 营养干预组的 G - 6 - PD 较运动组的 G - 6 - PD 有明显升高，升高了 14.73%，从 67.49 ± 10.26 升至 77.43 ± 7.71，有显著性差异（P < 0.05）。运动 + 营养干预组的 G - 6 - PD 较对照组的 G - 6 - PD 有少许升高或基本保持一致，无统计学意义。如图 6 - 16 所示。

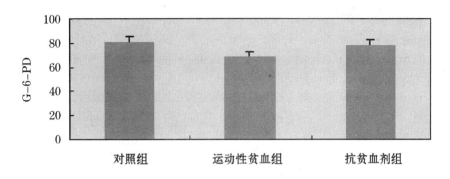

图 6-16 运动及抗贫血剂对红细胞 G-6-PD 的影响

6.3.5 运动和营养干预对红细胞一氧化氮(NO)、一氧化氮合酶(NOS)的影响

表 6-5 运动和营养干预对红细胞一氧化氮(NO)、一氧化氮合酶(NOS)的影响

组 别	一氧化氮(NO)(μmol/L)	一氧化氮合酶(NOS)(U/mL)
对 照 组	152.50 ± 54.65	38.54 ± 2.25
运 动 组	121.67 ± 76.86	$32.37 \pm 3.56^{**}$
运动 + 营养干预组	108.10 ± 48.11	$36.80 \pm 2.85^{▲▲}$

与对照组相比,*:$P < 0.05$,**:$P < 0.01$
与运动组相比,▲:$P < 0.05$,▲▲:$P < 0.01$

从上表结果可见:(1)运动组的 NO 较对照组的 NO 降低约 20.22%,有降低的趋势,但无显著性差异($P < 0.05$),运动 + 营养干预组的 NO 较运动组的 NO 有降低的趋势,降低了 11.15%,无显著性差异($P < 0.05$)。运动 + 营养干预组的 NO 较对照组的 NO 降低约 29.52%,但无统计学意义。如图 6-17 所示。

(2)运动组的 NOS 较对照组的 NOS 显著性降低,从 38.54 ± 2.25 降至 32.37 ± 3.56,降低约 16.01%,有高度显著性差异($P < 0.01$)。运动 + 营养干预组的 NOS 较运动组的 NOS 升高,从 32.37 ± 3.56 升至 36.80 ± 2.85,升高了约 13.69%,有高度显著性差异($P < 0.01$)。运动 + 营养干预组的 NOS 较对照组的 NOS 有降低趋势,但无统计学意义。如图 6-18 所

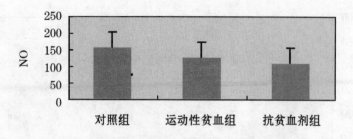

图 6-17 运动及抗贫血剂对血浆 NO 的影响

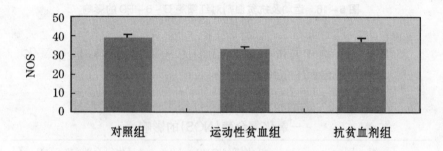

图 6-18 运动及抗贫血剂对血浆 NOS 的影响

示。

6.3.6 运动和营养干预对红细胞老化的影响

表 6-6 运动和营养干预对红细胞老化的影响

组 别	唾液酸(SA)(mmol/L)	丝氨酸磷脂(PS)外翻率(%)
对 照 组	2.37±0.37	10.78±3.46
运 动 组	2.01±0.33*	16.47±3.01**
运动+营养干预组	2.12±0.25▲	14.08±3.73▲

与对照组相比,* :P < 0.05, * * :P < 0.01
与运动组相比,▲:P < 0.05,▲▲:P < 0.01

从上表结果可见:(1)运动组 SA 较对照组 SA 有明显降低,从 2.37±0.37 降至 2.01±0.33,降低了约 15.19%,有显著性差异(P < 0.05)。运动+营养干预组的 SA 较运动组的 SA 升高约 5.47%,但无显著性差异

（P < 0.05）。运动 + 营养干预组的 SA 较对照组的 SA 有降低的趋势,但无统计学意义。如图 6 − 19 所示。

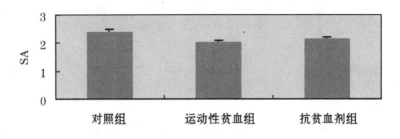

图 6 − 19　运动及抗贫血剂对血清 SA 的影响

(2)运动组 PS 较对照组 PS 有明显升高,从 10.78 ± 3.46 升至 16.47 ± 3.01,升高了 52.78%,有高度显著性差异(P < 0.01)。运动 + 营养干预组的 PS 较运动组的 PS 下降约 15.56%,但无显著性差异(P > 0.05)。运动 + 营养干预组的 PS 较对照组的 PS 升高约 24.23%,有升高的趋势,且有显著性差异(P < 0.05)。如图 6 − 20 所示。

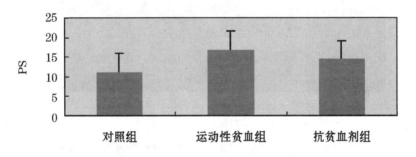

图 6 − 20　运动及抗贫血剂对红细胞 PS 外翻的影响

6.3.7　运动性贫血及营养干预对红细胞膜 PS 外翻激光共聚焦的影响

从以下激光共聚焦图像可看出,运动性贫血组 PS 荧光标记率较对照组高,运动 + 营养干预组较运动性贫血组有所降低,这与流式细胞仪测定的结果一致。同时,在本实验中,由于荧光标记的红细胞数量较少,无法进行定量分析,这是本实验中的一个不足之处。

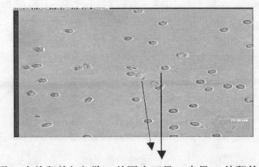

对照组PS未外翻的红细胞，从图中可见，未见PS外翻的红细胞

图 6-21　对照组红细胞膜 PS 外翻激光共聚焦图像

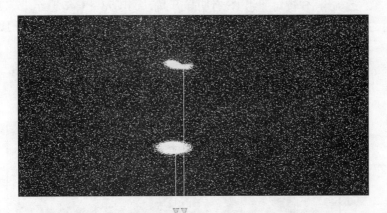

运动性贫血组PS外翻的红细胞

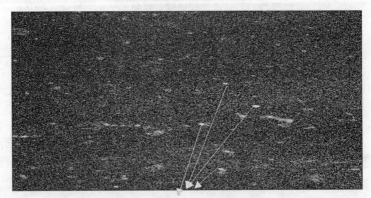

运动性贫血组PS外翻的红细胞

图 6-22　运动性贫血组 PS 外翻激光共聚焦图像

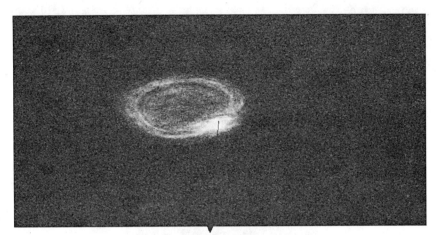

营养干预组PS外翻的红细胞

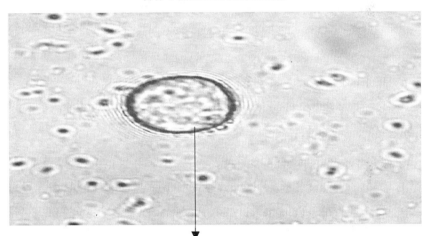

营养干预组PS外翻的红细胞

图6-23 营养干预组红细胞膜 PS 外翻激光共聚焦图像

6.3.8 运动性贫血及营养干预对红细胞膜蛋白一维电泳的影响

在此电泳图中,第一带为标记蛋白(分子量从下至上依次为 14400、20100、31000、43000、66200、974000),第二带为对照组,第三带为运动性贫血组,第四带为营养干预组,往后依次类推为对照组、运动性贫血组及营养干预组。从电泳图上可以看出,在分子量为 31000 ~ 43000 和 43000 ~

66200 之间有两带变化较明显,根据标准蛋白质所作的标准曲线以及距离起始带距离可推算出这两带的分子量分别为 35000 和 45000,即为带 - 6 蛋白(3 - 磷酸甘油醛脱氢酶)和肌动蛋白(action - 5)。

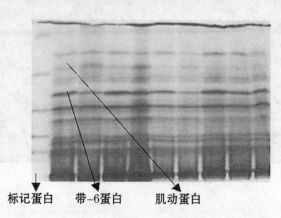

标记蛋白　　带-6蛋白　　肌动蛋白

图 6 - 24　大鼠红细胞膜蛋白的 SDS - PAGE 电泳结果

将拍下的照片摄入图像分析仪系统。测定电泳图上肌动蛋白和带 - 6 蛋白(3 - 磷酸甘油醛脱氢酶)区带以及其对应的标准蛋白区带的灰度值,根据标准蛋白的含量计算出两种所测蛋白的相对含量。

在本实验中,运动组的肌动蛋白(action - 5)较对照组降低约 32.32%,有高度显著性差异($P < 0.01$),运动 + 营养干预组较运动组则升高约 39.15%,有显著性差异($P < 0.05$);带 - 6 蛋白(3 - 磷酸甘油醛脱氢酶)表现为运动性贫血组较对照组降低 29.73%,有显著性差异($P < 0.05$);运动 + 营养干预组较运动组升高约 23.90%,但无显著性差异($P > 0.05$)。大鼠红细胞膜蛋白含量的变化见表 6 - 7、图 6 - 25、图 6 - 26。

表 6 - 7　红细胞膜中肌动蛋白和带 - 6 蛋白含量的变化

	肌动蛋白	带 - 6 蛋白
对　照　组	81.00 ± 16.18	100.20 ± 32.14
运动性贫血组	54.82 ± 20.97**	70.41 ± 18.19*
运动 + 营养干预组	76.28 ± 16.71▲	87.24 ± 26.70

与对照组相比, * :$P < 0.05$, * * :$P < 0.01$

与运动组相比,▲:$P < 0.05$,▲▲:$P < 0.01$

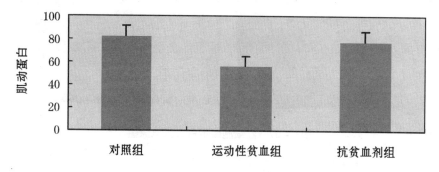

图6-25 运动及抗贫血剂对红细胞膜肌动蛋白的影响

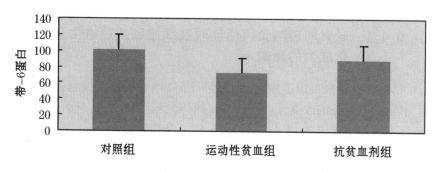

图6-26 运动及抗贫血剂对红细胞膜蛋白带-6蛋白的影响

6.3.9 红细胞膜蛋白二维电泳图

上图为对照组,下图为运动性贫血组(见图6-27)。二维电泳与一维电泳的区别在于二维电泳图通过双向等电聚焦能更精确地区分各带。通过Bio-rad公司的PD quest软件对二维电泳图进行分析发现,除了一维电泳图中发现的肌动蛋白和带-6蛋白两组有区别之外,带-3蛋白和4.1、4.9蛋白也有区别,而这是一维电泳图所不能体现的。本文的不足之处在于运动员二维电泳只做了两个样本,不能进行统计分析,但二维电泳的优势却不容忽视。

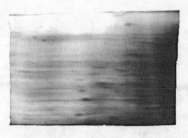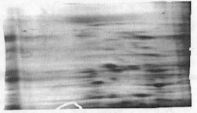

图 6－27 红细胞膜蛋白二维电泳图

6.4 分析与讨论

6.4.1 长时间递增负荷运动对红细胞脂质过氧化及抗氧化能力的影响

已有大量研究报道连续大运动量训练会导致机体红细胞自由基代谢、氧化还原状态的改变,这是因为长时间剧烈运动需要机体处于高氧环境,氧自由基生成增多,攻击红细胞膜,使之结构受损[125-128]。黄佳等的研究表明大强度运动后即刻血清和红细胞中 MDA 的含量均显著性增高,运动后 30 分钟未恢复到安静水平[129]。衣雪洁等的研究结果表明,力竭性游泳使红细胞膜中 MDA 增多,脂质过氧化水平增高[130]。此外,国内外许多学者通过紫外光谱和硫代巴比妥法检验自由基与不饱和脂肪酸反应后的一系列代谢产物如 MDA 等来间接反映体内自由基水平时也发现,剧烈运动可引起脂质过氧化反应加强[131]。Kanter 等(1986)报道,超长距离马拉松运动员在 80000 米比赛后,体内 MDA 升高;Davies[132](1982)利用 ESR 技术发现,大鼠在跑台上进行亚极量运动至力竭时,肝脏和骨骼肌中的自由基信号明显增强,自由基的产生率增加 2～3 倍;Mitchell 对超长马拉松运动员跑后血浆分析表明,大强度的衰竭运动引起 MDA 明显升高,并且随着时间的延续进一步升高。但是有的学者的研究结果与上述不一致。Lovin 等证实,40% Vo_2max 强度的运动反使血浆中的 MDA 低于运动前水平。倪耀华等发现 8 名体育系男生在自行车功率计上以 70% Vo_2max 和 30% Vo_2max 强度踏至力竭时,血浆中 MDA 含量较安静时显著增多,但 90% Vo_2max 运动至力竭时却未发现 MDA 有显著变化[133]。于基国认为酶活性的改变与训练的强度及时间有关[134]。李磊等研究发现大强度训练使大鼠 SOD 活性明显增强、CAT 活性明显下降、GSH－PX 活性无显著性变化;一次性运动后 SOD 活性呈持续下降趋势,GSH－PX 活性升高明显[135]。章江洲发现力竭运动引起 SOD 活性升高可能是机体对长时间剧烈运动产生大量自由基的防御反应[136]。我国的许豪文等也发现3000 米跑后 MDA 浓度显著高于运动前水平,运动后 SOD、GSH－PX 活性也明显增高[137]。冯连世等发现急性运动后血清 T－SOD、Mn－SOD 活力均有非常显著的升高,血清 Cu－SOD 活力也具有明显的增加[138]。许多文献报道,运动后血浆 SOD 活力显著增高,但也有人报道运动后 SOD 无变化或有所下降。潘同斌等研究发现小白鼠在游泳至 30 分钟、60 分钟和衰竭时,血浆 SOD 活力均有明显下降,而衰竭后的恢复期,血浆 SOD 活力显著升高[139]。Burge 等就发现 CAT 活性与组织氧耗有关[140]。急性运动可导致大鼠心脏、肝、骨骼肌 CAT 活性增加,但有人报道动物在运动后 CAT 活性有所下降。谷胱甘肽过氧化酶－谷胱甘肽还原酶系统也已引起自由基学家的重视,他们发现疲劳性运动后即刻的血清还原性谷胱甘肽水平增加,耐力训练后,大鼠总谷胱甘肽和还原性谷胱甘肽增多,大鼠心脏及骨骼肌谷胱甘肽过氧化酶活性高于未训练组[141]。Laires 报道 40 分钟比赛跑后 3 分钟取血,测定红细胞内 GSH、GSSG,结果出现 GSH、GSSG二者都升高,但 GSH/GSSG 比值变化无显著性意;半程马拉松后,运动后机体 α－、β－生育酚浓度显著增加,GSH 水平下降[142];Somani 报道大鼠急性运动后血 SOD、GSH－PX、CAT 活性分别比对照升高 167%、129%、166%,而 MDA/SOD、MDA/GSH－PX、MDA/CAT 三者比值在急性运动时分别为 1.9、2.9、1.7,在经过训练的大鼠则分别为 1.3、1.6、1.3,表明急性氧化应激反应比受过训练的反应更加明显[143]。黄园在其博士论文研究中发现,在一次无氧运动后、无氧间歇训练后、有氧耐力训练后即刻血浆和红细胞内的 SOD 均比安静对照组升高;血浆和红细胞内的 GSH 只有在一次性无氧运动后出现升高,而在无氧间歇训练后、有氧耐力训练后即刻与安静对照组相比,血浆和红细胞内的 GSH 均呈下降趋势;血浆和红细胞内的脂质过氧化产物 MDA 在运动后也明显升高,在一次无氧运动后、无氧间歇训练后、有氧耐力训练后即刻 MDA 比安静时分别增加 16%、61.9%、83.9%,且机体经过 48 小时,仍能恢复到正常水平[31]。

本实验选用了 10 个反映脂质过氧化的指标:(1)MDA、(2)Ery－MDA,二者分别表示血浆和红细胞内脂质过氧化产物,能够间接反映机体和红细胞受自由基攻击的严重程度;(3)SOD、(4)Ery－SOD,二者分别代表血浆和红细胞内超氧化物歧化酶水平,其功能是移除细胞中的 O_2^- ,通过大量研究,迄今为止,除 O_2^- 外还未发现的其他底物,因此认为对 O_2^- 是特异的酶,该酶可催化 O_2^- 发生歧化反应生成 O_2 和 H_2O_2 ,是机体清除氧自由基的重要酶,该指标可反映机体清除氧自由基的能力,对机体的氧化与抗氧化平衡起着重要作用。(5)CAT、(6)Ery－CAT,二者分别代表机体和红细胞内过氧化氢酶水平,在哺乳类,过氧化氢酶存在于各种器官中,于红细胞中最丰富,脑、心脏及骨骼中含量较少,在不同肌肉中以及在同一肌肉的不同区域,过氧化氢酶的活性不同,它是抗 H_2O_2 的胞内主要防御系统,虽然该酶的过氧化氢作用也可使乙醇等氧化,但速率较低。(7)GSH－PX、(8)Ery－GSH－PX,分别代表血浆和红细胞内 GSH 水平,该酶催化过氧化氢或有机过氧化物还原为相应的醇,同时将变为其氧化型GSSH,正常情况下,红细胞内出现的少量 H_2O_2 可被 GSH－PX 清除,哺乳类红细胞中进行的磷酸戊糖旁路可提供足够的 NADPH,供给还原 GSSH,然而,具有先天性葡萄糖－6－磷酸脱氢酶缺乏的人,如果服用某些药物或在某种特殊情况下, H_2O_2 产生增多,NADPH 生成不足致使 GSH/GSSH 比率下降时,停止工作,导致红细胞溶血。(9)维生素 E,为非酶防御机制,是脂溶性分子,在膜中浓度高,能与脂烷氧基反应形成维生素自由基,而后者较稳定,使脂质过氧化反应中断,维生素 E 自由基被维生素 C 还原为维生素 E,而氧化维生素 C 又被 NADPH 依赖的酶系所还原。(10)维生素 C,又叫抗坏血酸,也为非酶防御机制,它对红细胞膜系统是起氧化剂还是抗氧化剂作用与维生素 E 的浓度有关,由于维生素 C 和维生素 E 之间的相互作用,有人认为维生素 C 的功能在于使维生素 E 再循环和重新被利用,维生素 E 和维生素 C 均可防止脂质过氧化物生成。

研究训练后机体血浆和红细胞中 MDA、SOD、GSH－PX、CAT 活性变化的文章并不多见,更没有较为一致的结果,机体各组织内脂质过氧化产物及抗氧化酶活性在训练后变化各异,这可能与实验所采用的运动方式、运动强度、持续时间的不同有关。这些因素可能是影响抗氧化酶活性的重要因素,是最终决定自由基反应过程的机制[145]。从本实验结果可见,长时间递增负荷运动及抗运动性贫血剂使血浆和红细胞脂质过氧化产物及抗氧化酶活性发生了变化。(1)与对照组相比,运动组的血浆 SOD 和红细胞 SOD 均明显下降,而运动＋营养干预组的血浆 SOD 和红细胞 SOD 有下降的趋势,分别下降了 4.8% 和 13.7%,运动＋营养干预组的血浆 SOD 和红细胞 SOD 较运动组升高,分别升高了 0.7% 和 6.6%。这一结果并没有同大多数报道取得一致,提示长时间递增负荷运动不同于增强机体氧化应激能力和抗氧化酶基因表达的适应性耐力运动,而是由于导致运动性低血色素以及长时间运动性疲劳的积累,从而导致氧自由基的积累增加,SOD 产生不足,为消除增多的自由基,SOD 随之被大量消耗以催化。O_2^- 的歧化反应,从而导致血浆和红细胞 SOD 下降,同时这一反应的产物 H_2O_2 也随运动而快速增加。国外学者证实,SOD 具有清除 O_2^- 的能力,但当 SOD 量本身不足时,则未被清除的 O_2^- 将与 OH 一起攻击 SOD,从而导致 SOD 活性明显下降。H_2O_2 可以破坏酶活性中心的金属配位结构而引起酶失活,可作为金属辅基的还原剂而抑制 SOD 酶活性。本实验中 SOD 活性下降是由于产物浓度的堆积抑制了酶催化此反应的能力造成的。(2)运动组血浆 MDA 和红细胞 MDA 较对照组明显升高,分别升高了 42.0% 和 41.3%,运动 + 营养干预组的血浆和红细胞内的 MDA 较运动组降低约 15.6% 和 26.0%。研究表明,机体内自由基的生成量的多少与运动强度的大小有一定关系[145-147]。从本实验结果来看,长时间递增负荷运动组血浆 MDA 和红细胞 MDA 较对照组明显升高,提示长时间递增负荷运动导致运动性贫血,红细胞膜脂质过氧化水平增高。在正常人血液循环中,血红蛋白每天约有 3% 氧化为高铁血红蛋白,并在此过程中产生超氧自由基[148]。长时间递增负荷运动使得越来越多的血红蛋白转化为高铁血红蛋白,从而超氧自由基的产生增多,机体不能及时清除过多的自由基,体内自由基产生与清除的动态平衡被打乱,脂质过氧化产物 MDA 增多,导致红细胞的氧化损伤,从而影响红细胞膜的功能。(3)GSH - PX 的变化趋势与 SOD 基本一致,运动组的血浆 GSH - PX 和红细胞 GSH - PX 与对照组相比均明显下降,分别下降了 48.1% 和 32.0%,而运动 + 营养干预组的血浆 GSH - PX 和红细胞 GSH - PX 与对照组相比分别下降了 30.8% 和 21.0%,但无显著性差异,运动 + 营养干预组的血浆 GSH - PX 和红细胞 GSH - PX 较运动组分别升高了 24.9% 和 13.9%。其可能的机制是,长时间递增负荷运动导致运动性贫血时,红细胞的破坏增加,机体和红细胞产生大量的氧自由基,体内无法及时清除这些过量的氧自由基,因而导致 MDA 浓度和 H_2O_2 浓度升高;同时推测可能在本实验中红细胞内的 GSH 的浓度下降,使得和 GSH - PX 共同作用及时还原 H_2O_2 生成 H_2O 和 GSSG 的能力降低;另外,长时间递增负荷运动时,红细胞糖原耗竭,生成的 ATP 减少,磷酸戊糖途径产生 NADPH 的减少,GSH/

GSSH 比率下降,GSH - PX 活性降低[25]。有关这一分析还需要更进一步的实验加以证明。(4)与对照组相比,运动组的血浆 CAT 和红细胞 CAT 均明显下降,分别下降了 40.7% 和 44.2%,而运动 + 营养干预组的血浆 CAT 和红细胞 CAT 较对照组有下降的趋势,分别下降了 8.6% 和 21.1%,运动 + 营养干预组的血浆 CAT 和红细胞 CAT 较运动组明显升高,分别升高了 53.9% 和 41.4%。JI 认为机体内决定抗氧化酶活性变化的一些因素很大程度上取决于细胞内环境和酶分子本身的结构特点[149]。CAT 分子中的巯基在维持分子结构和结合辅基方面起着重要作用[150]。含巯基基团的酶对于氧自由基、羟基自由基和过氧化氢等活性氧更为敏感,酶蛋白分子中巯基基团的氧化可抑制这些酶的活性。从本实验的结果推测可能是由于血浆和红细胞内活性氧的增加使得对这些活性氧较为敏感的 CAT 分子中的巯基被氧化而使酶的构象变化,从而酶活性降低。CAT 分子中的巯基的过氧化造成了酶活性的下降。但这种推测还需要大量的实验来证明[151]。(5)运动组红细胞 Vit - E 较对照组明显升高,升高了约 38.8%,运动 + 营养干预组的红细胞 Vit - E 较对照组降低约 20.5%,运动 + 营养干预组的血浆 Vit - E 较运动组明显降低,下降了 51.6%。其可能机制是,长时间递增负荷运动导致运动性贫血,自由基的生成增加,脂质过氧化增强,加大了对膜的刺激,从而激活了具有抗氧化作用的 Vit - E,使其浓度升高以对抗脂质过氧化作用。有关这一分析还需要更进一步的实验加以证明。(6)运动组红细胞 VitC 较对照组略有升高,升高了 7.6%,运动 + 营养干预组的红细胞 VitC 较对照组略有降低或基本一致,运动 + 营养干预组的红细胞 VitC 较运动组降低了约 7.7%。Hershkoc 发现 VitC 对其脂肪酸的组成具有双重作用,在低浓度时可促进红细胞膜脂质不饱和脂肪酸的过氧化反应,它可还原 Fe^{3+} 为 Fe^{2+},而后者催化 Fenton 反应而引发自由基产生和脂质过氧化;而当浓度大于一定浓度时又可作为一种较强的抗氧化剂[152]。从本实验的结果来看,VitC 可能是促进红细胞的脂质过氧化作用,导致长时间递增负荷运动组较对照组有所升高,脂质过氧化作用增强。

对照组、运动组和运动 + 营养组红细胞形态学的变化(赵杰修博士论文),通过不同倍数的电镜观察发现运动组大鼠红细胞异常率显著高于对照组(对照组为 $9.45 \pm 0.59\%$,运动组为 $21.81 \pm 10.55\%$,$P < 0.05$),且异常各类也表现出运动组高于对照组的特点。RBC 的正常流变特性和正常形态是表现其正常机能的必要条件。正常流变状态的 RBC 因具有良

好的变形性而可能通过直径较小的毛细血管将氧气携带到组织细胞,而高负荷运动可能影响到红细胞的变形性和血细胞聚集状态,致使血液粘度增高、临界毛细血管半径相对变窄、组织中血流灌注量减少、组织缺血缺氧,而运动系统的局部酸性代谢产物蓄积诱使红细胞内粘度增高,红细胞聚集加剧,形成恶性循环。陈筱春等(2002)通过对大鼠第4周、第8周跑台疲劳运动后的红细胞形态进行扫描电镜观察,发现两运动组的异常率分别达到42.4%和83.0%,与对照组(22.5%和23.4%)有显著性差异(P < 0.01)。赵杰修研究结果与其研究结果有所区别,第11周递增负荷跑台运动后大鼠红细胞异常率远低于其第4周和第8周的研究结果,其中原因可能为取材时间的选定与操作方法的不同形成。另外,运动 + 营养组与对照组之间红细胞异常率并无显著性差异(P > 0.05),提示抗运动性贫血复合剂可以有效防治运动引发的红细胞破坏。

6.4.2　长时间递增负荷运动对红细胞代谢酶的影响

选取 $Na^+ - K^+ - ATP$ 酶活性测定的目的在于观察长时间递增负荷运动后红细胞膜上功能蛋白的变化。本实验中运动组红细胞 $Na^+ - K^+ - ATP$ 酶较对照组明显降低,由 0.021 ± 0.0015 降低至 0.015 ± 0.001,有高度显著性差异(P < 0.01),运动 + 营养干预组的红细胞 $Na^+ - K^+ - ATP$ 酶较对照组明显降低,从 0.021 ± 0.0015 降至 0.016 ± 0.0014,有高度显著性差异(P < 0.01);运动 + 营养干预组的红细胞 $Na^+ - K^+ - ATP$ 酶较运动组浓度略有升高或基本保持不变。研究表明,自由基是 $Na^+ - K^+ - ATP$ 酶损伤的重要因素之一[153]。长时间递增负荷运动导致自由基的生成增加,而其清除能力显著降低,$Na^+ - K^+ - ATP$ 酶因受自由基攻击而活性下降;同时脂质过氧化增强,$Na^+ - K^+ - ATP$ 酶不对称的分布在红细胞膜上,而红细胞膜是最易受自由基攻击的部位之一。当红细胞膜发生脂质过氧化后,脂质自由基可从酶分子中夺取氢原子,通过自由基链式反应,使酶分子发生聚合、交联,导致 $Na^+ - K^+ - ATP$ 酶活性下降。本实验结果支持这一研究。另外,长时间递增负荷运动后,红细胞无氧酵解的能力减弱,生成的 ATP 减少,导致 $Na^+ - K^+ - ATP$ 酶失常,破坏细胞内高 K^+ 低 Na^+ 的状态,使细胞的渗透性发生改变而影响其变形性。这将在后面进行论证。

红细胞的能量代谢方式以糖酵解和磷酸戊糖旁路为主,而其中 AD 和 G – 6 – PD 分别是这两种代谢方式中的关键酶,选取 AD 和 G – 6 – PD

酶活性测定的目的在于观察长时间递增负荷运动后红细胞能量代谢变化,尚未见到关于这方面的报道。本实验中,运动组 AD 较对照组 AD 有明显下降,有高度显著性差异($P < 0.01$),运动 + 营养干预组的 AD 较对照组的 AD 有明显下降,有显著性差异($P < 0.05$),运动 + 营养干预组的 AD 较运动组的 AD 有升高的趋势;运动组 G – 6 – PD 较对照组 G – 6 – PD 有明显降低,有高度显著性差异($P < 0.01$),运动 + 营养干预组的 G – 6 – PD 较对照组的 G – 6 – PD 有少许升高或基本保持一致,无统计学意义。运动 + 营养干预组的 G – 6 – PD 较运动组的 G – 6 – PD 有明显升高,有显著性差异($P < 0.05$)。这种变化提示可能是:长时间递增负荷运动中,红细胞的能量消耗增加,ATP 生成减少,红细胞糖酵解的能力减弱,可能与大量氧自由基和 MDA 的生成造成酶蛋白的损伤而使酶活性下降有关;而运动组 G – 6 – PD 较对照组 G – 6 – PD 有明显降低,提示红细胞磷酸戊糖旁路能量代谢能力减弱,葡萄糖的直接氧化代谢过程减弱,使 NADP + 还原为 NADPH 减少,后者最主要的功能是使氧化型谷胱甘肽(GSSH)还原为谷胱甘肽(GSH),因而 GSH 含量不足,影响 GSH – PX 的活性,使得红细胞内抗氧化能力降低。但 G – 6 – PD 降低的机制尚不清楚,可能与大量氧自由基和 MDA 的生成造成酶蛋白的损伤而使酶活性下降有关。

6.4.3　长时间递增负荷运动对红细胞老化的影响

近年来研究表明红细胞老化早期细胞膜的改变可表现为 SA 含量降低和 PS 从细胞膜内表面翻转到外表面。本实验选用了红细胞膜 SA 含量和 PS 外翻率来定量长时间递增负荷运动后红细胞老化的变化。从本实验的结果来看:(1)运动组 SA 较对照组 SA 有明显降低,从 2.37 ± 0.37 降至 2.01 ± 0.33,有显著性差异($P < 0.05$),运动 + 营养干预组的 SA 较对照组的 SA 有降低的趋势,但无统计学意义。运动 + 营养干预组的 SA 较运动组的 SA 升高约 11%,但无显著性差异($P < 0.05$)。(2)运动组 PS 较对照组 PS 有明显升高,从 $10.78 \pm 3.46\%$ 升至 $16.47 \pm 3.01\%$,有高度显著性差异($P < 0.01$),运动 + 营养干预组的 PS 较对照组的 PS 升高约 24%,有升高的趋势,且有显著性差异($P < 0.05$)。运动 + 营养干预组的 PS 较运动组的 PS 下降约 15%,但无显著性差异($P > 0.05$)。说明长时间递增负荷运动后由于疲劳积累和脂质过氧化增强,对红细胞膜的破坏增加,从而加重了红细胞的老化。许多研究结果都支持这一观点[154-157]:红细胞内由于经常接触高浓度的氧以及每天约有 1% ~ 3% 的血红蛋白被氧化,因而处于自由基四面包围的境地;同时,红细胞内各种抗氧化酶系统和非酶系统抗氧化剂浓度均明显降低;另外,老化红细胞的糖代谢的酶活性降低,所以 ATP 来源明显减少,ATP 的减少削弱了 Ca^{2+} 泵出胞外的能力,Ca^{2+} 在胞内聚集。Ca^{2+} 的增加,使 K^+ 的通透性增强(gardos 效应),加之 $Na^+ - K^+ - ATP$ 酶活性降低,所以胞内 K^+ 丢失。

由于近几年研究发现 NO 对红细胞内铁代谢起着重要的作用,影响血红蛋白的合成,它可通过抑制红细胞的增殖并抑制血红蛋白的合成[158-159],所以本实验中选取 NO 和 NOS 活性测定的目的是观察长时间递增负荷运动后对红细胞的影响。关于运动对 NO 和 NOS 影响的报道不太多,结果也不一致。刘洪珍等研究发现,人体在逐级增加运动负荷中,开始阶段随运动强度的加大和运动时间的延长,NO 的产生增多,但当机体运动至力竭时,NO 的产生明显受到抑制[160]。金丽等报道不同训练水平的运动员随负荷的增大,血清 NO 和 NOS 活性均上升,而训练水平低者对负荷的变化更为敏感[161]。张靓等研究发现力竭运动后,大鼠胸主动脉 iNOS 活性显著升高,而血浆 NO 水平不变[162]。本实验结果为:(1)运动组的 NO 较对照组的 NO 降低约 20%,有降低的趋势,运动 + 营养干预组的 NO 较对照组的 NO 降低约 29%,运动 + 营养干预组的 NO 较运动组的 NO 有降低的趋势,无显著性差异。(2)运动组的 NOS 较对照组的 NOS 显著性降低,运动 + 营养干预组的 NOS 较运动组的 NOS 升高,从 32.37 ± 3.56 升至 36.80 ± 2.85。这可能是机体为减少过量 NO 的毒性而产生的保护作用。但此分析还需进一步的实验来证明。

6.4.4 长时间递增负荷运动对红细胞膜蛋白的影响

红细胞膜骨骼蛋白对维持红细胞形态、变形能力以及膜材料的特性等至关重要[163]。骨骼蛋白和嵌入蛋白的异常变化将会引起遗传性血液病如地中海贫血[164]、球形红细胞症等的发生。Jordan 通过扫描电镜对红细胞膜的研究发现,马拉松运动后,红细胞出现破裂,并出现膜材料的缺失[165]。Banga 等也提出,耐力训练后溶血的发生可能是由于红细胞膜蛋白的异常变化所造成的[166]。Behn C 等通过凝胶电泳研究发现,在马拉松练习后,红细胞膜上 band - 1 蛋白和 band - 2 蛋白含量降低[167]。冯连世等研究发现,在低强度训练即刻组、一次大强度训练后即刻组、持续一周和持续两周大强度训练后即刻组中,除在次大强度训练后即刻组中 action 和 band - 3 出现显著性下降外,在低强度训练即刻组中两种蛋白含量均增加,持续一周大强度训练后即刻组中虽然下降但无显著意义,持续两周大强度训练后即刻组中 band - 3 蛋白出现了增加的趋势,但 action 降低[168]。有关对老化红细胞膜蛋白组分变化的研究发现主要有以下四个方面的改变[169 - 170]:共价聚集、蛋白降解、糖基化和羧甲基化。在氧化诱导红细胞老化模型和自然老化模型中,经 SDS - PAGE 分析,自然老化和氧化诱导的膜蛋白都发生了改变,都有带 - 3 蛋白、收缩蛋白和带 2.1 蛋白的明显减少,并有高分子聚合物的形成[171 - 172]。Kay 等首先用免疫电泳印记法证明了老化红细胞膜上有带 - 3 蛋白的降解产物,并认为其中有一种是衰老细胞抗原,这种抗原可随红细胞老化而出现在膜表面上[173 - 174]。本实验中 action 的结果变化与众多的研究报道一致,运动性贫血组的肌动蛋白较对照组明显降低,其原因可能和运动引起的体内自由基的形成和清除的动态平衡紊乱有关,递增负荷跑台运动导致自由基生成增加,同时体内清除氧自由基的酶类或非酶类物质(超氧化物歧化酶SOD、过氧化氢酶 CAT、谷胱甘肽过氧化酶 GSH - PX)产生减少时,氧自由基可使许多生物大分子如核酸、蛋白质膜多不饱和酸发生损伤,引起超氧化反应,导致膜结构和功能被破坏。尚未见到关于运动引起带 - 6 蛋白变化的报道,而在本实验中运动性贫血组的带 - 6 蛋白较对照组显著降低,这可能还是与运动引起的红细胞糖酵解能力和红细胞内己糖磷酸旁路能力下降有关,因为带 - 6 蛋白具有 3 - 磷酸甘油醛脱氢酶的活性,运动可能导致 3 - 磷酸甘油醛脱氢酶的活性下降从而引起带 - 6 蛋白含量的降低,但此分析还需进一步的实验来证明。抗运动性贫血剂的使用使肌动蛋白和带 - 6 蛋白的含量均增加,说明抗运动性贫血剂可改善红细胞膜蛋白骨架结构。

通过动物实验认为长时间递增负荷运动导致运动性贫血的机理之一是:(1)长时间递增负荷运动→自由基生成增加,抗氧化能力降低→红细胞氧化应激增加→红细胞膜损伤增加。(2)长时间递增负荷运动后→红细胞无氧酵解的能力减弱,生成的 ATP 减少→细胞的渗透性发生改变而影响其变形性,导致红细胞膨胀或脱水,发生溶血→运动性低血色素。(3)长时间递增负荷运动后→氧自由基生成增加→红细胞老化增加,溶血率增加→运动性低血色素。(4)长时间递增负荷运动后→氧自由基生成增加→攻击红细胞膜蛋白骨架结构→导致膜骨架结构和功能被破坏。

6.4.5 抗运动性贫血剂对运动性贫血的治疗

在运动性贫血模型大鼠上通过使用抗运动性贫血剂发现,营养干预组较运动组血浆和红细胞 MDA 分别降低约 15.6% 和 26.0%,而血浆和红细胞 SOD、CAT、GSH - PX 较运动组有不同程度地升高,分别升高了 0.7% 和 6.6%、53.9% 和 41.4%、24.9% 和 13.9%。说明抗运动性贫血剂的使用改善了红细胞脂质过氧化情况,自由基生成减少,红细胞抗氧化能力增加,机体氧化应激状态有所改善;同时红细胞 AD 和 G - 6 - PD 酶活性较运动组也分别升高了 11.8% 和 14.7%,说明抗运动性贫血剂的使用改善了红细胞的糖酵解和磷酸戊糖旁路能量代谢方式,ATP 生成增加;红细胞自由基生成减少、抗氧化酶系统能力增强以及能量代谢的改善,使运动 + 营养干预组的红细胞 $Na^+ - K^+ - ATP$ 酶较运动组浓度略有升高,红细胞渗透性的改变不太明显;另外,抗运动性贫血剂的使用使运动 + 营养干预组的 SA 较运动组的 SA 升高约 11%,运动 + 营养干预组的 PS 外翻率较运动组的 PS 外翻率下降约 15%,从而有效地减少了运动引起的红细胞老化的发生;运动 + 营养干预组的 NO 较运动组的 NO 有降低的趋势,NOS 在使用抗运动性贫血剂后较运动组的 NOS 升高,从 32.37 ± 3.56 升至 36.80 ± 2.85,说明抗运动性贫血剂的使用并没有改善机体的 NO 和 NOS 的状况;而运动 + 营养干预组的红细胞 VitC 较运动组降低了约 7.7%,Vit - E 较运动组明显降低,从 139.9 ± 138.46 降至 67.73 ± 51.20,下降了 51.6%,这就意味着抗运动性贫血剂的使用并没有增强机体非酶抗氧化系统 VitC 和 Vit - E 水平,反而使其下降,呈负相关的关系。

综上所述,抗运动性贫血剂通过降低运动引起的氧化应激水平,增强红细胞抗氧化能力,有效地减少了运动引起的红细胞老化及血红蛋白自氧化和脂质过氧化物的生成量,增强红细胞无氧代谢能力,促进 ATP 的生成,从而大大改善了长时间递增负荷运动对红细胞的损伤作用,以达到改善运动性贫血的目的。

6.5 小 结

1. 在递增负荷运动所引起的运动性贫血模型上,通过不同倍数的电镜观察发现运动组大鼠红细胞异常率显著高于对照组(对照组为 9.45 ± 0.59%,运动组为 21.81 ± 10.55%,$P < 0.05$),且异常的各类也表现出运

动组高于对照组的特点。

2. 在递增负荷运动所引起的运动性贫血模型上,运动导致红细胞自由基生成增加,脂质过氧化增强,抗氧化酶系统能力降低,$Na^+ - K^+ -$ATP 酶活性降低,红细胞糖酵解和磷酸戊糖旁路两种能量代谢能力均降低,造成对红细胞的损伤。

3. 在递增负荷运动所引起的运动性贫血模型上,红细胞老化明显增加,这主要是由于红细胞中的自由基累积增加,抗氧化能力减弱,脂质过氧化增强所致。

4. 递增负荷跑台运动导致自由基生成增加,同时体内清除氧自由基的酶类或非酶类物质(超氧化物歧化酶 SOD、过氧化氢酶 CAT、谷胱甘肽过氧化酶 GSH - PX)产生减少,氧自由基可使许多生物大分子如核酸、蛋白质膜多不饱和酸发生损伤,引起超氧化反应,肌动蛋白和带 - 6 蛋白含量减少,导致膜骨架结构和功能被破坏。

5. 在递增负荷运动所引起的运动性贫血模型上,抗运动性贫血剂通过降低自由基的生成,并通过不同程度地提高血浆和红细胞的 SOD、CAT、GSH - PX 水平,改善红细胞糖代谢能力和红细胞膜蛋白骨架结构,有效减少红细胞的老化来治疗运动性贫血。

7 人体实验
营养补充对运动性贫血运动员
红细胞相关指标的影响
——运动性贫血机理和防治措施的研究

贫血通常指外周血中血红蛋白浓度、红细胞计数或红细胞压积低于同年龄和同性别正常人的最低值,其中以血红蛋白浓度低于正常值最为重要。尽管从 1959 年日本学者 Yoshimura 提"运动性贫血"术语已经有 40 余年,许多学者也对不同项目运动员在不同时间段的血红蛋白、红细胞数目和红细胞压积等指标进行了测定和分析,可是运动性贫血仍然是运动医学界尚未解决的难题之一。本实验在动物实验基础上,从运动训练时间较长运动员的红细胞相关指标角度出发判断运动员的运动与贫血关系,并应用扫描电子显微镜对运动性贫血组和对照组的红细胞形态变化特点进行观察,试图揭示运动性贫血的机理。并且,通过运动性贫血运动员营养补充方法调整贫血的恢复。

7.1 研究对象与方法

7.1.1 研究对象与分组

国家女子跆拳道运动员 8 名和北京石景山运动技术学校中长跑运动员 20 名作为研究对象,年龄 12～17 岁。所有研究对象均无肝、肾及内分泌疾病史,未服用过影响红细胞代谢的药物。根据运动员的性别和血红蛋白指标结果分为女性贫血组($n = 8$)、女性对照组($n = 10$)、男性贫血组($n = 4$)和男性对照组($n = 6$)。实验过程中运动性贫血研究对象补充"抗运动性贫血复合剂"和对照组研究对象补充口味类似的安慰剂。贫血组运动员在为期 1 个月的实验过程中持续服用"抗运动性贫血复合剂",营养补剂成分有人参、肉苁蓉、淫阳藿、黄芪、枸杞、血红素铁、番茄红素、复合维生素等;对照组运动员服用安慰剂。营养补剂的服用方法为研究对象每日运动训练结束后、就餐前服用。研究对象的基本指标见表 7 – 1。

表 7 – 1　研究对象的基本指标

组　别	N	年龄(岁)	体重(KG)
女性贫血组	8	14.6 ± 1.2	56.8 ± 4.9
女性对照组	10	15.1 ± 1.7	54.6 ± 6.7
男性贫血组	4	14.8 ± 1.1	61.2 ± 8.1
男性对照组	6	14.6 ± 2.0	63.1 ± 5.3

与同性别对照组相比, * :$P < 0.05$, * * :$P < 0.01$

7.1.2　取样时间和方法

首先在安静状态时对两运动队的运动员进行一次血红蛋白水平普查测试,方法为氰化高铁血红蛋白比色法(HiCN),结合运动员的身体健康状况初步选取研究对象。正式实验前和实验后(即营养补充前和营养补充后)分别取血进行红细胞相关指标的检测,取血方法为晨起、空腹、肘静脉取血入抗凝管进行血细胞指标测定。另外,运动性贫血组和对照组分别随机取 4 名运动员进行红细胞扫描电镜的形态观察。

7.1.3　测试指标与方法

7.1.3.1　红细胞相关指标测试:由专业血液学检测人员应用血细胞分析仪器(Sysmex SF – 3000)对研究对象的血红蛋白水平、红细胞数目、红细胞压积等指标进行了测定。

7.1.3.2　红细胞形态观察和异常率的计算:红细胞分类参考李可基报道的 RBC 形态分类方法(李可基等 1989)和邓家栋主编的临床血液学中介绍的分类方法(2001)观察异常 RBC 形态,并每个样本观察不少于1000 个 RBC、计算红细胞异常率。扫描电镜红细胞处理具体方法见动物实验红细胞扫描电镜观察(仪器为 JEOL JSM – 5600LV 扫描电子显微镜)。

7.1.3.3　红细胞脂质过氧化物酶、代谢酶指标以及膜蛋白电泳的测试方法:见 P44 ~ 56 页。

7.1.4 数据统计学处理方法

实验数据采用 SPSS 统计学软件包进行 one – way ANOVA 检验,显著性水平为 P < 0.05,非常显著性水平为 P < 0.01。实验数据由平均数 ± 标准差表示。

7.2 实验结果

7.2.1 运动员实验前后红细胞相关参数的比较

贫血组与同性别、实验前对照组比较红细胞相关存在着一定差异。实验前贫血组运动员血红蛋白、红细胞数目、红细胞压积和 MCHC 指标显著低于同年龄和同性别对照组运动员(P < 0.05)或(P < 0.01),并且许多贫血组运动员血红蛋白水平低于世界卫生组织(WHO)贫血诊断标准(正常成年男性 130g/L,正常成年女性 120g/L),出现轻度贫血症状。实验后贫血组与同性别、同年龄对照组相比各指标均无统计学显著性差异(P > 0.05)。运动员营养补充前后比较,女性贫血组 HCT、MCV 出现下降的特点而 MCH、MCHC 表现出显著上升的特点(P < 0.05)、女性对照组 RBC、HCT、MCV 均出现显著性下降(P < 0.05);男性贫血组 MCV、RDW 分别表现出下降和上升的显著性(P < 0.05),而男性对照组 MCV、RDW 出现显著性下降(P < 0.05)。运动性贫血组与对照组运动员红细胞相关指标的比较及营养补充的影响见表 7 – 2、表 7 – 3 和图 7 – 1、图 7 – 2、图 7 – 3。

表 7 – 2　运动员实验前后红细胞相关指标的比较

Group		RBC(10^{12}/L)	Hb(g/L)	HCT(%)
贫血组	实验前	4.27 ± 0.25*	119.75 ± 6.48**	38.36 ± 1.12**
(女性)	实验后	4.20 ± 0.26	122.69 ± 5.18	36.03 ± 1.67▲
对照组	实验前	4.58 ± 0.24	134.40 ± 6.74	41.31 ± 1.69
(女性)	实验后	4.32 ± 0.35▲	128.03 ± 7.53	38.40 ± 3.12▲
贫血组	实验前	3.99 ± 0.37**	109.75 ± 11.50**	35.10 ± 3.22**
(男性)	实验后	4.52 ± 0.61	131.90 ± 17.08	38.77 ± 4.99
对照组	实验前	4.77 ± 0.21	144.00 ± 7.04	43.20 ± 2.02
(男性)	实验后	4.83 ± 0.16	143.52 ± 6.43	41.25 ± 1.66

与同性别、同一时间对照组相比，＊:P<0.05,＊＊:P<0.01

与同组别、实验前相比,▲:P<0.05,▲▲:P<0.01

表7-3　运动员实验前后红细胞相关指标的比较

Group		MCV(fL)	MCH(pg)	MCHC(G/L)	RDW(%)
贫血组	实验前	90.08±4.54	28.14±1.91	312.00±9.17＊＊	13.65±1.12
(女性)	实验后	85.79±2.68▲▲	29.25±1.21▲	340.69±5.95▲	15.13±3.54
对照组	实验前	90.13±3.71	29.33±1.37	325.30±7.75	12.99±0.54
(女性)	实验后	84.47±4.93▲	27.31±4.25	323.13±45.68	13.94±1.25
贫血组	实验前	88.08±5.57	27.53±2.01＊	312.50±6.46＊＊	13.73±0.64
(男性)	实验后	85.88±3.11▲	29.23±1.04	340.13±0.98	16.21±3.04▲
对照组	实验前	90.63±2.07	30.22±0.73	333.50±6.72	12.77±0.36
(男性)	实验后	85.45±4.96▲▲	29.76±1.88	347.98±3.98	14.05±2.65▲

与同性别、同一时间对照组相比,＊:P<0.05,＊＊:P<0.01

与同组别、实验前相比,▲:P<0.05,▲▲:P<0.01

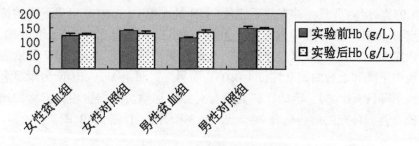

图7-1　运动员实验前后 Hb 的比较

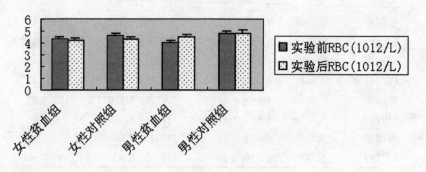

图7-2　运动员实验前后 RBC 的比较

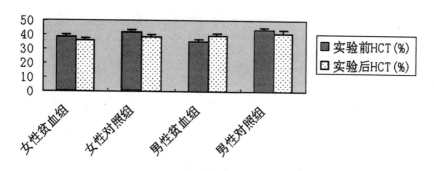

图7-3 运动员实验前后 HCT 的比较

7.2.2 运动员实验前后红细胞形态学的比较

在扫描电子显微镜下(×10000)观察正常红细胞和异常红细胞(见图 7-4)。红细胞电镜扫描测定和分析研究结果表明实验前对照组血液中有少量异常红细胞,异常率为 $21.58 \pm 4.64\%$,而运动性贫血组运动员血液中异常红细胞率显著高于同一时间对照组($P < 0.01$);实验后运动性贫血组运动员血液中异常红细胞率与对照组比较无显著性差异(贫血组 $30.55 \pm 7.02\%$,对照组 $30.89 \pm 9.13\% P > 0.05$)。实验前后比较结果显示运动性贫血组红细胞异常率显著下降,而对照组异常率显著上升。运动员实验前后红细胞形态学的比较见图 7-5、图 7-6、图 7-7、图 7-8、图 7-9 和表 7-4。

表7-4 运动员实验前后红细胞异常率的比较

Group		红细胞异常率(%)
贫血组	实验前	38.17 ± 5.11**
	实验后	30.55 ± 7.02▲
对照组	实验前	21.58 ± 4.64
	实验后	30.89 ± 9.13▲▲

与同一时间对照组相比,*:$P < 0.05$,**:$P < 0.01$
与同组别、实验前相比,▲:$P < 0.05$,▲▲:$P < 0.01$

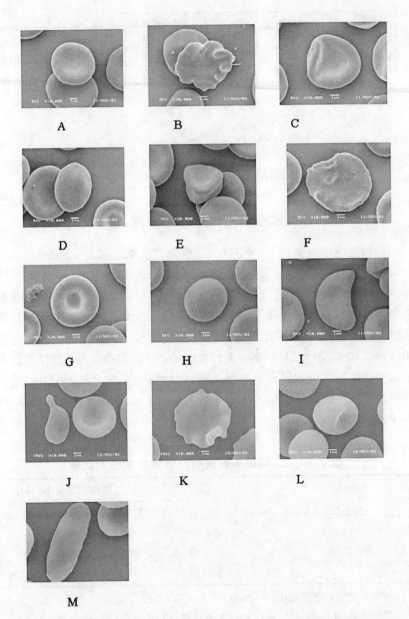

图7-4 运动性贫血运动员正常红细胞和异常红细胞扫描电镜图像(×10000)

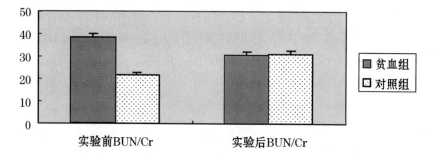

图 7-5 运动员实验前后红细胞异常率的比较

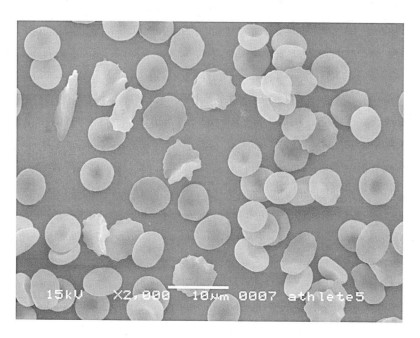

图 7-6 运动性贫血组运动员实验前红细胞扫描电镜×2000

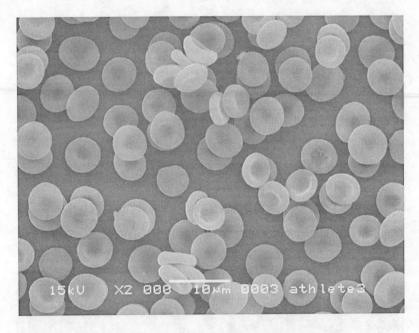

图 7-7 对照组运动员实验前红细胞扫描电镜×2000

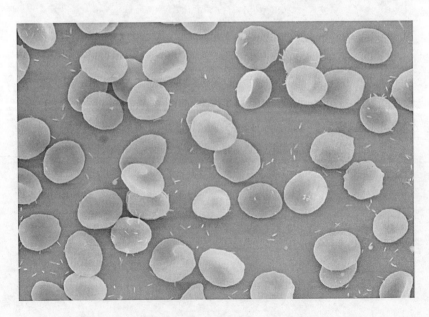

图 7-8 运动性贫血组运动员实验后红细胞扫描电镜×2000

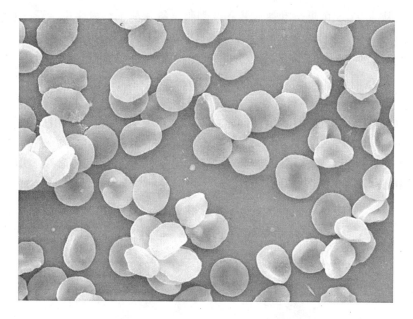

图7-9 对照组运动员实验后红细胞扫描电镜×2000

7.2.3 运动性贫血时运动员红细胞抗氧化酶活性变化以及抗运动性贫血剂对其的影响

表7-5 运动性贫血时运动员红细胞抗氧化酶活性变化以及抗运动性贫血剂对其的影响

组号	SOD NU/mL	GSH-PX NU/mL	CAT K/mL	Ery-SOD NU/10^7RBC	Ery-GSH-PX NU/10^7RBC	Ery-CAT K/10^7RBC
1	113.64±213.2	274.74±48.12	35.79±1.94	49.46±6.48	0.32±0.068	0.13±0.018
2	91.34±31.81*	188.37±45.81**	27.20±5.49*	45.79±7.53	0.19±0.062**	0.12±0.019
3	113.02±12.61	203.70±39.61	28.04±12.35	53.58±7.38	0.35±0.13	0.15±0.023
4	114.95±22.28▲	234.68±42.20▲	34.60±9.70	54.73±7.98▲	0.38±0.065▲▲	0.15±0.014▲▲

备注:1:对照组(实验前);2:运动性贫血组(实验前);3:对照组(实验后);4:运动性贫血组(实验后)

与同一时间对照组相比,*:P<0.05,**:P<0.01

与同组别、实验前相比,▲:P<0.05,▲▲:P<0.01

　　从表7-5可见运动使血浆和红细胞抗氧化酶活性发生了变化。(1)与对照组相比,运动性贫血组的血浆 SOD 明显下降,从 113.64 ± 21.32 降到 91.34 ± 31.81,下降了 19.62%,差异有显著性意义(P < 0.05),而对照 + 营养干预组和运动性贫血 + 营养干预组的血浆 SOD 较对照组则基本保持不变;而对照 + 营养干预组和运动性贫血 + 营养干预组的血浆 SOD 较运动性贫血组则显著升高,从 91.34 ± 31.81 分别升高至 113.02 ± 12.6 和 114.95 ± 22.28,分别升高了 23.68% 和 25.81%,有显著性差异(P < 0.05);对照 + 营养干预组与运动性贫血 + 营养干预组的血浆 SOD 相比基本一致。(如图7-10)。

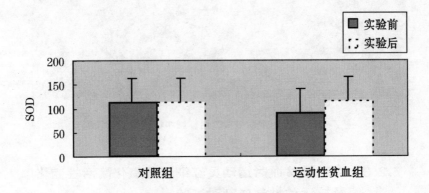

图7-10　运动员实验前后血浆 SOD 的变化

　　(2)与对照组相比,运动性贫血组的红细胞 SOD 有所下降,从 49.46 ± 6.48 降到 45.79 ± 7.53,降低约 7.42%,但无显著性意义,而对照 + 营养干预组和运动性贫血 + 营养干预组的红细胞 SOD 较对照组有所升高,从 49.46 ± 6.48 升高至 53.58 ± 7.38 和 54.73 ± 7.98,有升高的趋势,但无显著性差异;而对照 + 营养干预组和运动性贫血 + 营养干预组的红细胞 SOD 较运动性贫血组则显著升高,从 45.79 ± 7.53 分别升高至 53.58 ± 7.38 和 54.73 ± 7.98,分别升高了 17.01% 和 19.52%,有显著性差异(P < 0.05);对照 + 营养干预组与运动性贫血 + 营养干预组的红细胞 SOD 相比基本一致,无显著性意义。(如图7-11)。

　　(3)GSH-PX 的变化趋势与 SOD 基本一致,与对照组相比,运动性贫血组的血浆 GSH-PX 明显下降,从 274.74 ± 48.12 降到 188.37 ± 45.81,下降约 31.44%,差异有高度显著性意义(P < 0.01),而对照 + 营养干预组

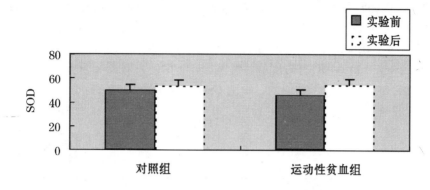

图 7 – 11　运动员实验前后红细胞 SOD 的变化

和运动性贫血 + 营养干预组的血浆 GSH – PX 较对照组有显著性下降,从 274.74 ± 48.12 分别降至 203.70 ± 39.61 和 234.68 ± 42.20,差异显著性意义($P < 0.05$);而对照 + 营养干预组的血浆 GSH – PX 较运动性贫血组升高,趋势较明显,但无显著性差异;运动性贫血 + 营养干预组的血浆 GSH – PX 较运动性贫血组则显著升高,从 188.37 ± 45.81 升至 234.68 ± 42.20,升高约 24.56%,有显著性差异($P < 0.05$);对照 + 营养干预组较运动性贫血 + 营养干预组的血浆 GSH – PX 有下降的趋势,但无显著性差异。(如图 7 – 12)。

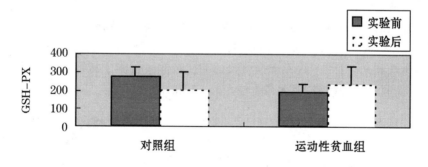

图 7 – 12　运动员实验前后血浆 GSH – PX 的变化

　　(4)与对照组相比,运动性贫血组的红细胞 GSH – PX 明显下降,从 0.32 ± 0.068 降到 0.19 ± 0.062,下降约 40.63%,差异有高度显著性意义($P < 0.01$),而对照 + 营养干预组和运动性贫血 + 营养干预组的红细胞 GSH – PX 较对照组有所升高,从 0.32 ± 0.068 分别升高至 0.35 ± 0.13 和

0.38±0.065,有升高的趋势,但无显著性意义;而对照+营养干预组和运动性贫血+营养干预组的红细胞 GSH-PX 较运动性贫血组显著性升高,从 0.19±0.062 分别升至 0.35±0.13 和 0.38±0.065,分别升高了84.22%和100.00%,有高度显著性差异($P < 0.01$);对照+营养干预组较运动性贫血+营养干预组的红细胞 GSH-PX 下降8.5%,有下降的趋势,但无显著性差异。(如图7-13)。

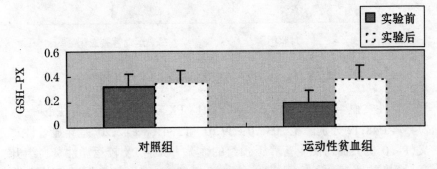

图7-13 运动员实验前后红细胞 GSH-PX 的变化

(5)与对照组相比,运动性贫血组的血浆 CAT 明显下降,从35.79±1.94降到27.20±5.49,下降了24.00%,差异有显著性意义($P < 0.05$),而对照+营养干预组和运动性贫血+营养干预组的血浆 CAT 较对照组有下降的趋势,但无显著性差异;而对照+营养干预组和运动性贫血+营养干预组的血浆 CAT 较运动性贫血组有升高的趋势,分别升高了3.14%和27.23%,从27.20±5.49分别增加到28.04±12.35 和 34.60±9.70,但无显著性意义;对照+营养干预组较运动性贫血+营养干预组的血浆 CAT下降,有下降的趋势,但无显著性差异。(如图7-14)。

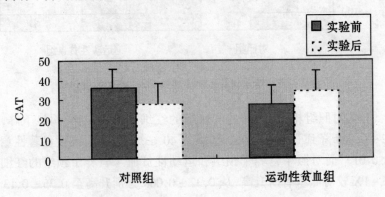

图7-14 运动员实验前后血浆 CAT 的变化

(6)与对照组相比,运动性贫血组的红细胞 CAT 有所下降,从 0.13 ± 0.018 降到 0.12 ± 0.019,下降了 7.69%,差异无显著性意义,对照 + 营养干预组较对照组有升高的趋势,但无显著性差异,而运动性贫血 + 营养干预组的红细胞 CAT 较对照组有显著性升高,从 0.13 ± 0.018 增加到 0.15 ± 0.014,有显著性差异($P < 0.05$);而对照 + 营养干预组较运动性贫血组有明显升高,从 0.12 ± 0.019 升至 0.15 ± 0.023,有显著性差异($P < 0.05$),运动性贫血 + 营养干预组的红细胞 CAT 较运动性贫血组有显著性升高,升高了 25.00%,从 0.12 ± 0.019 增加到 0.15 ± 0.014,有高度显著性差异($P < 0.01$);对照 + 营养干预组较运动性贫血 + 营养干预组的红细胞 CAT 基本一致,无显著性差异。(如图 7 - 15)。

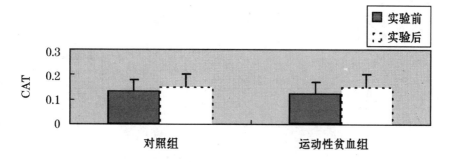

图 7 - 15 运动员实验前后红细胞 CAT 的变化

7.2.4 运动性贫血时运动员红细胞 MDA、VitE、VitC 含量变化以及抗运动性贫血剂对其的影响

表 7 - 6 运动性贫血时运动员红细胞 MDA、VitE、VitC 变化以及抗运动性贫血剂对其的影响

组号	MDA（nmol/mL）	Ery – MDA（nmol/10⁷RBC）	Vit – E（μg/mL）	Vit – C（μg/mL）
1	3.70 ± 1.21	$(4.42 \pm 1.72) \times 10^{-3}$	6.87 ± 1.14	23.97 ± 4.76
2	4.10 ± 1.20	$(7.44 \pm 2.97) \times 10^{-3**}$	$5.28 \pm 1.10^{*}$	$19.64 \pm 4.81^{*}$
3	2.74 ± 1.25	$(3.93 \pm 2.92) \times 10^{-3}$	7.79 ± 1.79	30.38 ± 4.08
4	$2.84 \pm 0.75^{▲▲}$	$(4.06 \pm 1.51) \times 10^{-3▲▲}$	$7.01 \pm 1.52^{▲▲}$	$25.97 \pm 5.25^{▲▲}$

备注:1:对照组(实验前);2:运动性贫血组(实验前);3:对照组(实验后);4:运动

性贫血组(实验后)P<0.05

与同一时间对照组相比,＊:P<0.05,＊＊:P<0.01

与同组别,实验前相比,▲:P<0.05,▲▲:P<0.01

从上表结果分析可见:(1)运动性贫血组血浆 MDA 较对照组有所升高,由 3.70±1.21 上升至 4.10±1.20,升高 10.81%,但无显著性差异,而对照＋营养干预组和运动性贫血＋营养干预组的血浆 MDA 较对照组分别降低,但无统计学意义;而对照＋营养干预组和运动性贫血＋营养干预组的血浆 MDA 较运动性贫血组有显著性降低,从 4.10±1.20 分别降低到 2.74±1.25 和 2.84±0.75,分别降低了 33.23%和 30.67%,均有高度显著性差异(P<0.01);对照＋营养干预组较运动性贫血＋营养干预组的血浆 MDA 基本一致,无显著性差异。如图 7－16 所示。

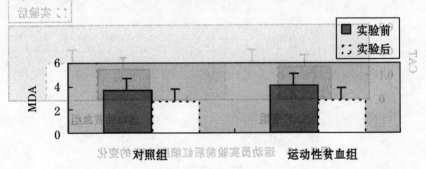

图7－16 运动员实验前后血浆 MDA 的变化

(2)运动性贫血组红细胞 MDA 较对照组明显升高,由 (4.42±1.72)×10⁻³上升至(7.44±2.97)×10⁻³,升高了 68.32%,有高度显著性差异(P<0.01);而对照＋营养干预组和运动性贫血＋营养干预组的红细胞 MDA 较对照组分别降低,但无统计学意义;对照＋营养干预组和运动性贫血＋营养干预组的红细胞 MDA 较运动性贫血组有显著性降低,从(7.44±2.97)×10⁻³分别降低到(3.93±2.92)×10⁻³ 和(4.06±1.51)×10⁻³,分别降低了 47.18%和 45.43%,均有高度显著性差异(P<0.01);对照＋营养干预组较运动性贫血＋营养干预组的红细胞 MDA 基本一致,无显著性差异。如图 7－17 所示。

(3)运动性贫血组红细胞 Vit－E 较对照组明显降低,由 6.87±1.14 降至 5.28±1.10,降低了 23.14%,有显著性差异(P<0.05),而对照＋营

养干预组和红细胞 Vit - C 较对照组明显升高,从 23.97 ± 4.76 升至30.38,有高度显著性差异(P > 0.01).运动性贫血 + 营养干预组的红细胞 Vit - C 较对照组升高,但无统计学意义;对照 + 营养干预组和运动性贫血 + 营养干预组的红细胞 Vit - C 较运动性贫血组均有显著性升高,从 19.64 ± 4.81 分别升高到 30.38 和 25.97 ± 5.22,分别升高了94.68%和 2.2%,均有高度显著性差异(P < 0.01);对照 + 营养干预组较运动性贫血 + 营养干预组红细胞 Vit - C 升高,从 25.97 ±5.25 升高至 30.38 ± 1.05,有显著性差异(P < 0.05),如图所示。

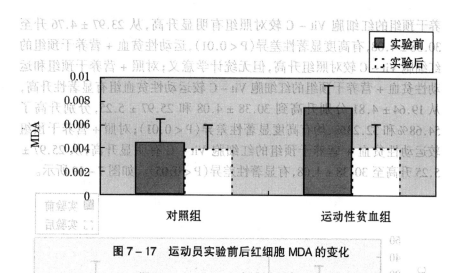

图 7 - 17　运动员实验前后红细胞 MDA 的变化

养干预组和运动性贫血 + 营养干预组的红细胞 Vit - E 较对照组分别升高约 14.93%和 2.22%,但无统计学意义;对照 + 营养干预组和运动性贫血 + 营养干预组的红细胞 Vit - E 较运动性贫血组有显著性升高,从5.28 ± 1.10 分别升高到 7.79 ± 1.79 和 7.01 ± 1.52,分别升高了 47.54%和 32.77%,均有高度显著性差异(P < 0.01);对照 + 营养干预组较运动性贫血 + 营养干预组的红细胞 Vit - E 升高约 10.64%,无显著性差异。如图7 - 18所示。

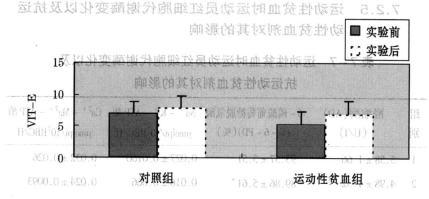

图 7 - 18　运动员实验前后血浆 VIT - E 的变化

　　(4)运动性贫血组红细胞 Vit - C 较对照组明显降低,由 23.97 ± 4.76降至 19.64 ± 4.81,降低约 18.06%,有显著性差异(P < 0.05),而对照 + 营养贫血组(实验后)P > 0.05

养干预组的红细胞 Vit – C 较对照组有明显升高,从 23.97 ± 4.76 升至 30.38 ± 4.08,有高度显著性差异($P < 0.01$),运动性贫血 + 营养干预组的红细胞 Vit – C 较对照组升高,但无统计学意义;对照 + 营养干预组和运动性贫血 + 营养干预组的红细胞 Vit – C 较运动性贫血组有显著性升高,从 19.64 ± 4.81 分别升高到 30.38 ± 4.08 和 25.97 ± 5.25,分别升高了 54.68% 和 32.23%,均有高度显著性差异($P < 0.01$);对照 + 营养干预组较运动性贫血 + 营养干预组的红细胞 Vit – C 有明显升高,从 25.97 ± 5.25 升高至 30.38 ± 4.08,有显著性差异($P < 0.05$)。如图 7 – 19 所示。

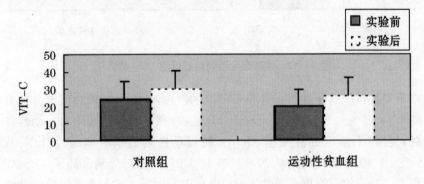

图 7 – 19　运动员实验前后血浆 VIT – C 的变化

7.2.5　运动性贫血时运动员红细胞代谢酶变化以及抗运动性贫血剂对其的影响

表 7 – 7　运动性贫血时运动员红细胞代谢酶变化以及
抗运动性贫血剂对其的影响

组别	醛缩酶(AD) (U/I)	6 – 磷酸葡萄糖脱氢酶 (G – 6 – PD)(%)	$Na^+ – K^+ – ATP$ 酶 $\mu molpi/10^7RBC/H$	$Ca^{2+} – Mg^{2+} – ATP$ 酶 $\mu molpi/10^7RBC/H$
1	5.58 ± 1.66	93.57 ± 3.51	0.027 ± 0.0160	0.032 ± 0.026
2	4.98 ± 1.32	89.86 ± 5.61*	0.016 ± 0.066	0.024 ± 0.0093
3	4.52 ± 0.65	97.33 ± 1.61	0.045 ± 0.024	0.051 ± 0.020
4	4.55 ± 0.67	96.79 ± 1.91▲▲	0.032 ± 0.021▲▲	0.038 ± 0.021▲

　　备注:1:对照组(实验前);2:运动性贫血组(实验前);3:对照组(实验后);4:运动性贫血组(实验后)$P < 0.05$

与同一时间对照组相比,＊:P＜0.05,＊＊:P＜0.01
与同组别、实验前相比,▲:P＜0.05,▲▲:P＜0.01

从上表结果分析可见:(1)运动性贫血组红细胞 $Na^+ - K^+ - ATP$ 酶较对照组有所降低,由 0.027 ± 0.016 降低至 0.016 ± 0.006,降低约 40.74%,但无显著性差异,而对照＋营养干预组较对照组有显著性增高,有显著性差异($P < 0.05$),运动性贫血＋营养干预组的红细胞 $Na^+ - K^+ - ATP$ 酶较对照组升高,但无统计学意义;对照＋营养干预组和运动性贫血＋营养干预组的红细胞 $Na^+ - K^+ - ATP$ 酶较运动性贫血组有显著性升高,从 0.016 ± 0.006 分别升高到 0.045 ± 0.024 和 0.032 ± 0.026,升高了 181.20% 和 100.00%,分别有显著性差异($P < 0.05$)和高度显著性差异($P < 0.01$);对照＋营养干预组较运动性贫血＋营养干预组的红细胞 $Na^+ - K^+ - ATP$ 酶升高,无显著性差异。如图 7 - 20 所示。

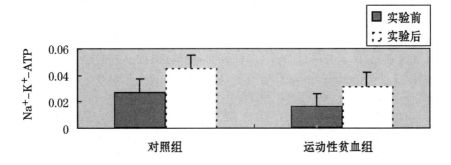

图 7 - 20 运动员实验前后红细胞 $Na^+ - K^+ - ATP$ 的变化

(2)运动性贫血组红细胞 $Ca^{2+} - Mg^{2+} - ATP$ 酶较对照组有所降低,由 0.032 ± 0.026 降低至 0.024 ± 0.009,降低约 25.00%,但无显著性差异,对照＋营养干预组较对照组有显著性增高,有显著性差异($P < 0.05$),运动性贫血＋营养干预组的红细胞 $Ca^{2+} - Mg^{2+} - ATP$ 酶较对照组升高约 18.84%,但无统计学意义;对照＋营养干预组和运动性贫血＋营养干预组的红细胞 $Ca^{2+} - Mg^{2+} - ATP$ 酶较运动性贫血组有显著性升高,从 0.024 ± 0.009 分别升高到 0.051 ± 0.020 和 0.038 ± 0.021,升高了 112.50% 和 58.33%,分别有高度显著性差异($P < 0.01$)和显著性差异($P < 0.05$);对照＋营养干预组较运动性贫血＋营养干预组的红细胞 $Ca^{2+} - Mg^{2+} - ATP$ 酶升高约 33.33%,无显著性差异。如图 7 - 21 所示。

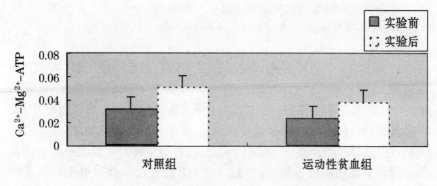

图 7 - 21   运动员实验前后红细胞 $Ca^{2+} - Mg^{2+} - ATP$ 的变化

(3)运动性贫血组 AD 较对照组 AD 有所降低,从 5.58 ± 1.66 降至 4.98 ± 1.32,降低约 10.75%,但无显著性差异,对照 + 营养干预组和运动性贫血 + 营养干预组的 AD 较运动性贫血组的 AD 有降低的趋势,分别降低了 9.22% 和 8.56%,但无统计学意义;对照 + 营养干预组和运动性贫血 + 营养干预组的 AD 较对照组的 AD 有明显下降,从 5.58 ± 1.66 降至 4.52 ± 0.65 和 4.55 ± 0.67,均有显著性差异($P < 0.05$);对照 + 营养干预组较运动性贫血 + 营养干预组的 AD 基本一致,无显著性差异。如图 7 - 22 所示。

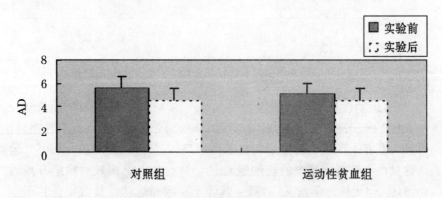

图 7 - 22   运动员实验前后红细胞 AD 的变化

(4)运动性贫血组 G - 6 - PD 较对照组 G - 6 - PD 有明显降低,从 93.57 ± 3.51 降至 89.86 ± 5.61,降低了 3.96%,有显著性差异($P < 0.05$),对照 + 营养干预组和运动性贫血 + 营养干预组的 G - 6 - PD 较对照组的

G－6－PD 有明显升高,从 93.57±3.51 分别升高至 97.33±1.61 和 96.79±1.91,均有显著性差异(P<0.05);对照＋营养干预组和运动性贫血＋营养干预组的 G－6－PD 较运动性贫血组的 G－6－PD 有明显升高,从 89.86±5.61 分别升至 97.33±1.61 和 96.79±1.91,分别升高了 8.31% 和 7.71%,均有高度显著性差异(P<0.01);对照＋营养干预组较运动性贫血＋营养干预组的 G－6－PD 稍有升高或基本一致,无显著性差异。如图 7－23 所示。

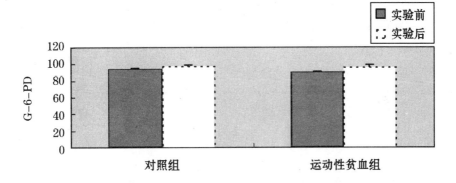

图 7－23　运动员实验前后红细胞 G－6－PD 的变化

7.2.6　运动性贫血时运动员红细胞一氧化氮(NO)、一氧化氮合酶(NOS)的变化以及抗运动性贫血剂对其的影响

表 7－8　运动性贫血时运动员红细胞一氧化氮(NO)、一氧化氮合酶(NOS)变化以及抗运动性贫血剂对其的影响

组　别	一氧化氮(NO)(μmol/L)	一氧化氮合酶(NOS)(U/mL)
对照组(实验前)	67.04±15.26	26.06±3.39
运动性贫血组(实验前)	51.44±17.17*	24.50±2.47
对照组(实验后)	71.77±14.04	28.84±4.07
运动性贫组(实验后)	74.65±16.27▲▲	28.81±5.73▲

与同一时间对照组相比,＊:P<0.05,＊＊:P<0.01

与同组别、实验前相比,▲:P<0.05,▲▲:P<0.01

从上表结果分析可见:(1)运动性贫血组的 NO 较对照组的 NO 有明显降低,从 67.04 ± 15.26 降低到 51.44 ± 17.17,降低了 23.27%,有显著性差异(P < 0.05),对照 + 营养干预组和运动性贫血 + 营养干预组的 NO 较对照组分别升高,但无显著性差异;对照 + 营养干预组和运动性贫血 + 营养干预组的 NO 较运动性贫血组的 NO 分别从 51.44 ± 17.17 升高至71.77 ± 14.04 和 74.65 ± 16.27,分别升高了 39.52% 和 45.12%,均有高度显著性差异(P < 0.01);对照 + 营养干预组较运动性贫血 + 营养干预组的NO 约降低 4.5%,无显著性差异。如图 7 – 24 所示。

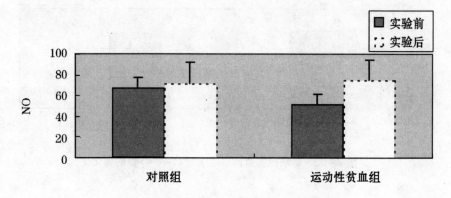

图 7 – 24　运动员实验前后血浆 NO 的变化

(2)运动性贫血组的 NOS 较对照组的 NOS 有所降低,从 26.06 ± 3.39降低到 24.50 ± 2.47,降低约 5.99%,但无显著性差异,对照 + 营养干预组和运动性贫血 + 营养干预组的 NOS 较对照组分别升高,但无显著性差异;对照 + 营养干预组和运动性贫血 + 营养干预组的 NOS 较运动性贫血组的 NOS 分别从 24.50 ± 2.47 升高至 28.84 ± 4.07 和 28.81 ± 5.73,分别升高了 17.71% 和 17.59%,均有显著性差异(P < 0.05);对照 + 营养干预组较运动性贫血 + 营养干预组的 NOS 稍有升高或基本一致,无显著性差异。如图 7 – 25 所示。

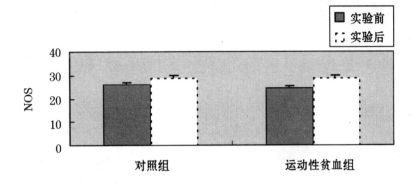

图 7-25　运动员实验前后血清 NOS 的变化

7.2.7　运动性贫血时运动员红细胞老化的变化以及抗运动性贫血剂对其的影响

表 7-9　运动性贫血时运动员红细胞老化的变化
以及抗运动性贫血剂对其的影响

组　别	唾液酸(SA)(mmol/L)	丝氨酸磷脂(PS)外翻率(%)
对照组(实验前)	1.92 ± 0.66	20.47 ± 2.05
运动性贫血组(实验前)	1.15 ± 0.35**	26.72 ± 9.28*
对照组(实验后)	1.82 ± 0.36	3.16 ± 1.08
运动性贫血组(实验后)	1.64 ± 0.52▲	3.02 ± 0.50▲▲

与同一时间对照组相比，*：$P < 0.05$，**：$P < 0.01$
与同组别、实验前相比，▲：$P < 0.05$，▲▲：$P < 0.01$

从上表结果分析可见：(1)运动性贫血组 SA 较对照组 SA 有明显降低，从 1.92 ± 0.66 降低至 1.15 ± 0.35，降低了 40.10%，有高度显著性差异($P < 0.01$)，对照＋营养干预组的 SA 较对照组的 SA 有所降低，但无显著性差异，运动性贫血＋营养干预组的 SA 较对照组的 SA 有所降低，从 1.92 ± 0.66 降至 1.64 ± 0.52，但无显著性差异；而对照＋营养干预组和运动性贫血＋营养干预组的 SA 较运动性贫血组的 SA 有明显升高，从 1.15 ± 0.35 分别升高至 1.82 ± 0.36 和 1.64 ± 0.52，升高了 58.26% 和 42.61%，分别有高度显著性差异($P < 0.01$)和显著性差异($P < 0.05$)；对

照 + 营养干预组较运动性贫血 + 营养干预组的 SA 升高,但无显著性差异。如图 7 - 26 所示。

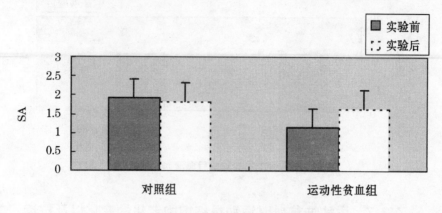

图 7 - 26　运动员实验前后红细胞 SA 的变化

(2)运动性贫血组 PS 较对照组 PS 有明显升高,从 20.47 ± 2.05 升至 26.72 ± 9.28,升高了 30.53%,有显著性差异($P < 0.05$),对照 + 营养干预组和运动性贫血 + 营养干预组的 PS 较对照组的 PS 有明显降低,从 20.47 ± 2.05 分别降低至 3.16 ± 1.08 和 3.02 ± 0.50,均有高度显著性差异($P < 0.01$);对照 + 营养干预组和运动性贫血 + 营养干预组的 PS 较运动性贫血组的 PS 有明显降低,从 26.72 ± 9.28 分别降低至 3.16 ± 1.08 和 3.02 ± 0.50,分别降低了 88.17% 和 88.70%,均有高度显著性差异($P < 0.01$);对照 + 营养干预组较运动性贫血 + 营养干预组的 PS 稍有升高或基本一致,但无显著性差异。如图 7 - 27 所示。

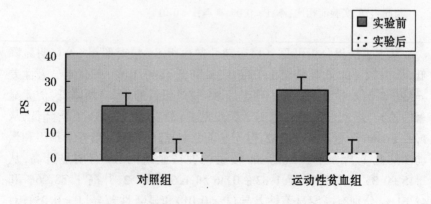

图 7 - 27　运动员实验前后红细胞 PS 外翻的变化

7.2.8 运动性贫血及抗贫血对红细胞膜 PS 外翻激光共聚焦影响

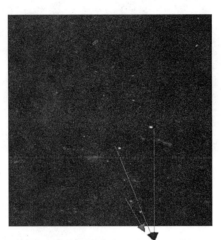

抗运动性贫血剂治疗前 PS 外翻的红细胞，可见许多散在 PS 外翻的红细胞

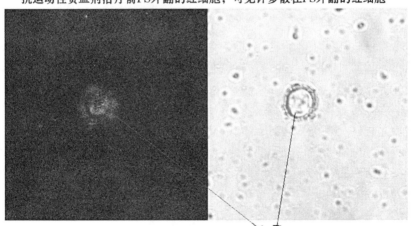

抗运动性贫血剂治疗前 PS 外翻的红细胞

图 7-28　抗运动性贫血剂治疗前红细胞膜 PS 外翻激光共聚焦图像

未见发生PS外翻的红细胞

图7－29　抗运动性贫血剂治疗后红细胞膜外翻激光共聚焦图像

7.2.9　运动性贫血及抗运动性贫血剂对红细胞膜蛋白电泳的影响

在此电泳图中,第一带为标记蛋白,第二带为对照组,第三带为运动性贫血组,第四带为营养干预组,往后依次类推为对照组、运动性贫血组及营养干预组。

在本实验中,运动性贫血组肌动蛋白较对照组降低约 34.26%,有显著性差异($P < 0.05$),运动 + 营养干预组较运动性贫血组肌动蛋白(action)升高约 19.53%,但无显著性意义($P > 0.05$);带 - 6 蛋白(3 - 磷酸甘油醛脱氢酶)表现为运动性贫血组较对照组降低约 16.05%,但无显著性差异($P > 0.05$),运动 + 营养干预组较运动性贫血组升高约 22.21%,无统计学意义($P > 0.05$)。运动员红细胞膜蛋白含量的变化见表 7 - 10、图 7 - 31、图 7 - 32。

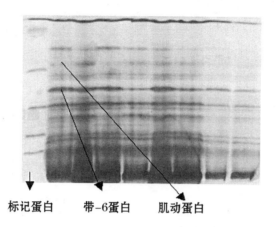

标记蛋白　　　带-6蛋白　　　肌动蛋白

图7-30　抗运动性贫血剂治疗前后运动员红细胞膜蛋白电泳图

表7-10 运动性贫血时运动员红细胞膜中肌动蛋白和带-6蛋白
含量的变化以及抗运动性贫血剂对其的影响

	肌动蛋白	带-6蛋白
对照组	95.94 ± 31.50	130.18 ± 45.82
运动性贫血组	63.07 ± 35.90*	109.28 ± 27.54
运动＋营养干预组	75.39 ± 15.18	133.55 ± 29.33

与同一时间对照组相比, * : P < 0.05, * * : P < 0.01
与同组别、实验前相比, ▲: P < 0.05, ▲▲: P < 0.01

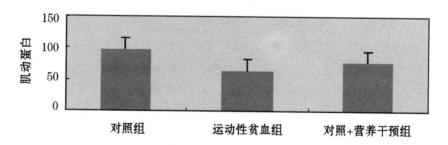

图7-31　运动员实验前后红细胞膜肌动蛋白的变化

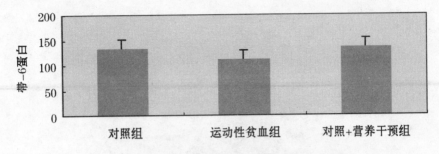

图 7-32　运动员实验前后红细胞膜带-6蛋白的变化

7.2.10　运动性贫血及抗运动性贫血剂对红细胞膜蛋白二维电泳的影响

sample2 为对照组，sample2′ 为运动性贫血组。二维电泳与一维电泳的区别在于二维电泳图通过双向等电聚焦能更精确地区分各带。通过

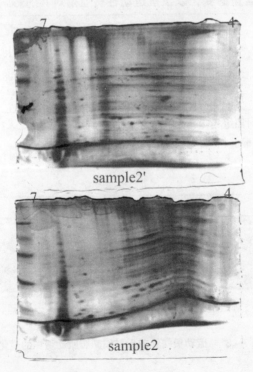

图 7-33　运动性贫血及对照组红细胞膜蛋白二维电泳图的比较

Bio – rad 公司的 PD quest 软件对二维电泳图进行分析发现,除了一维电泳图中发现的肌动蛋白和带 – 6 蛋白两组有区别之外,带 – 3 蛋白和 4.1 蛋白也有区别,而这是一维电泳图所不能体现的。本文的不足之处在于运动员二维电泳只做了两个样本,不能进行统计分析,但二维电泳的优势却不容忽视。

7.3 分析与讨论

7.3.1 运动性贫血及抗运动性贫血剂对红细胞相关系数的影响

运动性贫血是运动员在不断的训练和比赛中产生的非病理因素引起的贫血。血红蛋白直接影响机体的有氧能力。优秀运动员的血红蛋白常高于一般正常人。国内诊断贫血的血红蛋白的标准为:成年男性低于 120g/L,女性低于 105g/L。运动性贫血的诊断标准一般与世界卫生组织诊断贫血的血红蛋白的标准相同:成年男性低于 130g/L,女性低于 120g/L。本实验通过测定运动性贫血运动员及抗运动性贫血剂治疗一个月后红细胞脂质过氧化、能量代谢、红细胞老化以及红细胞膜蛋白电泳,来进一步研究红细胞膜损伤及老化与运动性贫血的关系以及运动性贫血的预防和治疗措施。

正常人外周红细胞的寿命为 120 天,红细胞从生成到老化消亡是一个自然的生理过程。在血液循环中,红细胞不断受到机体代谢产生的自由基的侵袭,不可避免地会发生氧化损伤而造成红细胞的老化。当运动员进行激烈运动时,由于机体内代谢的加强,血液自由基的生成增加,血液循环中的红细胞遭受氧化应激损伤的机率增加,红细胞的老化增加。

WHO 诊断贫血的标准为:正常成年男性小于 130g/L,正常成年女性小于 120g/L。国内对运动员运动性贫血的诊断标准也采用 WHO 的贫血临界值作为诊断贫血的标准。但是,此种与病理性贫血相同的诊断标准在实际应用时存在着严重的弊端,运动训练过程中的运动员在血红蛋白水平有所下降而低于病理性贫血标准的贫血是指外周血中单位容积内血红蛋白的浓度、红细胞数目及(或)红细胞压积低于相同年龄、性别和地区的正常标准。此时已经明显影响运动能力。本研究结果显示男、女运动性贫血组运动员的 RBC、Hb 和 HCT 显著低于对照组指标结果,并且男、女两贫血组的 Hb 平均值皆低于 WHO 诊断标准,说明运动训练引发的贫血一定程度上与病理性贫血类似,证明应用此分组方法研究运动性贫血的机理和防治措施是合理的、科学的。红细胞数目不一定能准确地反应贫血是否存在及贫血的程度,所以 RBC 和 HCT 指标并不及 Hb 指标判断贫血科学,即此结果中 HCT 水平的下降并不能判定贫血组实验后与实验前贫血程度的加重。女性对照组运动员在实验后 RBC、HCT 指标均表现出显著性下降的特点,RBC 平均值水平也有降低的趋势,可能说明第二次测试前运动训练的强度和量高于第一次测试前或对照组研究对象也有运动性疲劳积累的迹象。另外,尽管男性研究对象实验前后 RBC、Hb、HCT 无统计学显著性,但是贫血组 RBC、Hb、HCT 三指标就平均值而言均有上升(特别是 Hb 平均值上升 20%),其中原因可能为样本量较少。平均红细胞体积(MCV)、平均红细胞血红蛋白(MCH)、平均红细胞血红蛋白浓度(MCHC)作为根据 RBC、Hb、HCT 测定结果的间接指标反应变化反映 RBC、Hb、HCT 的变化规律。女性贫血组运动员实验后 MCH、MCHC 水平显著性上升可能反映营养补充对血红蛋白的合成有一定的积极作用,但是结论的最终确定有待于进一步深入研究。红细胞体积分布宽度(RDW)是通过变异系数以定量反应红细胞体积异质性的参数,本实验结果显示男性贫血组和男性对照组运动员实验后 RDW 水平上升,表明红细胞体积异常率有所升高,但是其中原因难以找到合理的答案。由此可见,相对于对照组运动员实验结果,"抗运动性贫血复合剂"可以延缓运动性贫血的恶化甚至可以升高运动性贫血的 RBC、Hb、HCT 水平。

7.3.2　运动性贫血及抗运动性贫血剂对红细胞形态的影响

RBC 的流变性是某些生理病理状态较易发生改变的因素,也是引起全血粘度变化的主要因素,处于正常流变状态是表现其正常机能的必要条件。RBC 流变性的降低易在网状内皮系统滞留而易发生血管内溶血。RBC 正常形态的维持依靠细胞正常代谢供能和细胞膜、骨架系统的结构和功能正常。有研究报道运动对 RBC 流动性的影响是通过自由基攻击膜磷脂的多不饱和脂肪酸产生的脂质过氧化反应所致(李晖等 1998)。但是也有研究报道运动可以改善红细胞膜的变形性。陈文鹤和郭黎(2001)报道运动可以改善红细胞变形能力,可以改善血浆脂质代谢和提高体内对抗氧自由基的能力,并对红细胞的功能有重要的积极影响。应用扫描电子显微镜对研究对象的红细胞观察和计算异常红细胞比率结果说明本实验应用的"抗运动性贫血复合剂"可以有效地保护红细胞膜;使红细胞的生理功能得到维持和恢复;对照组运动员的红细胞异常率从 $21.58 \pm 4.64\%$ 升高至 $30.89 \pm 9.13\%$ 再次提示整个实验过程中运动训练的强度和量相对高于实验前,而贫血组运动员红细胞异常率从 $38.17 \pm 5.11\%$ 回升至 $30.55 \pm 7.02\%$,证明"抗运动性贫血复合剂"中的抗氧化剂番茄红素和维生素 E、维生素 C 等可能从红细胞的流变性和变形性等方面发挥抵抗运动过程中产生的自由基攻击膜磷脂的多不饱和脂肪酸。

7.3.3 运动性贫血及抗运动性贫血剂对红细胞脂质过氧化和抗氧化能力的影响

在本实验中,运动性贫血组血浆和红细胞 MDA 较对照组有所升高,分别升高了 9.7% 和 68.3%;而在为期一个月的抗运动性贫血剂治疗后,运动性贫血 + 营养干预组的血浆和红细胞 MDA 较运动性贫血组有显著性降低,分别降低了 30.7% 和 44.1%,而且较对照组也有不同程度的降低。研究表明运动性贫血运动员的红细胞自由基生成增多,脂质过氧化增强;而在为期一个月的抗运动性贫血剂治疗后,红细胞及血浆的自由基显著降低,脂质过氧化得到了很大程度的改善,而且恢复水平超过了正常运动员组。同时,运动性贫血组血浆和红细胞 SOD、GSH – PX、CAT 活性较对照组都有不同程度的降低,分别降低了 19.6% 和 7.4%、31.4% 和 40.6%、24.0% 和 7.7%,而在为期一个月的抗运动性贫血剂治疗后,运动性贫血 + 营养干预组的血浆和红细胞 SOD、GSH – PX、CAT 较运动性贫血组都有升高,分别升高了 25.8% 和 19.5%、和 84.2%、24.6%、27.2% 和 20.0%。这表明,在运动性贫血运动员,其红细胞和血浆的抗氧化酶系统的能力有不同程度的降低,在为期一个月的抗运动性贫血剂治疗后,这些指标都显著升高,表明机体抗氧化能力得到了改善和升高。运动员这一结果与动物实验结果基本一致。进一步证明了运动导致机体自由基生成增加和积累,同时抗氧化酶系统能力并没有出现适应性地增加,反而出现明显的降低,从而导致红细胞氧化和抗氧化动态平衡被严重打乱,自由基对红细胞的攻击增加,脂质过氧化增强,造成对红细胞膜的破坏而严重损伤红细胞[175 – 178]。

运动性贫血组红细胞 Vit – E、Vit – C 较对照组明显降低,分别降低了 23.3% 和 18.1%,均有显著性差异($P < 0.05$),而在为期一个月的抗运动性贫血剂治疗后,运动性贫血 + 营养干预组的红细胞 Vit – E、Vit – C 较运

动性贫血组有显著性升高,分别升高了 32.8% 和 32.2%,均有高度显著性差异($P < 0.01$);对照 + 营养干预组较运动性贫血 + 营养干预组的红细胞 Vit – E、Vit – C 有升高的趋势。众多研究表明,Vit – E、Vit – C 可减少自由基的生成和抑制脂质过氧化[189-190],有动物实验证明,缺乏 Vit – E 的大鼠在运动后脂质过氧化增强[191],进一步的实验证明,补充 Vit – E 可降低运动员运动造成的脂质过氧化[192-193]。在本实验中,过多自由基的产生消耗了大量非酶系统的 Vit – E、Vit – C 而使其含量降低,但抗运动性贫血剂的治疗从很多程度上改善了 Vit – E、Vit – C 的水平,从而提高了机体的抗氧化能力。

7.3.4 运动性贫血及抗运动性贫血剂对红细胞代谢酶的影响

本实验结果证明运动性贫血组红细胞 $Na^+ – K^+ – ATP$ 酶和 $Ca^{2+} – Mg^{2+} – ATP$ 酶较对照组有所降低,降低约 40.7% 和 25.0%,而在为期一个月的抗运动性贫血剂治疗后,运动性贫血 + 营养干预组的红细胞 $Na^+ – K^+ – ATP$ 酶和 $Ca^{2+} – Mg^{2+} – ATP$ 酶较运动性贫血组有显著性升高,都有显著性差异($P < 0.05$),但较对照组 + 营养干预组还是有所降低。这可能是过度运动时自由基攻击 $Na^+ – K^+ – ATP$ 酶和 $Ca^{2+} – Mg^{2+} – ATP$ 酶活性部位的疏基所致,也可能是脂质过氧化产物直接作用于疏基使酶失活[179]。它们对维持细胞内外离子平衡起着重要作用。$Ca^{2+} – Mg^{2+} – ATP$ 酶又称钙泵,是一种疏水的膜结合蛋白质,它与 Ca^{2+} 的亲和力极高,在调节胞内 Ca^{2+} 稳态时主要起一种灵敏的微调作用。$Ca^{2+} – Mg^{2+} – ATP$ 酶活性降低时,则使细胞内 Ca^{2+} 排除量减少而导致胞浆内 Ca^{2+} 聚集。有研究表明,胞浆内 Ca^{2+} 增高时或分布改变时,可通过其信号转导方式、激活蛋白酶方式、激活核酸内切酶方式、激活转谷氨酰胺酶方式等激活促使细胞死亡的各个信号转导途径[180-186]。Watanabe 等实验证明氧自由基对红细胞膜的损伤可能主要是通过脂质过氧化和 Ca^{2+} 浓度的升高所致。运动员这一结果与动物实验结果基本一致。推测运动性氧化应激有可能是通过引起红细胞内钙含量变化而造成红细胞的损伤及破坏,从而导致运动性贫血的发生。Hedprl 等研究发现,50 分钟越野跑后,血浆中 $Na^+ – K^+ – ATP$ 酶活性显著升高[187]。孙湄等报道,青少年进行次极限强度训练后,红细胞 $Ca^{2+} – Mg^{2+} – ATP$ 酶活性下降,$Na^+ – K^+ – ATP$ 酶升高。本实验结果与文献报道不一致可能与运动时间、运动强

度、运动方式不同有关[188]。

运动性贫血组 AD 较对照组 AD 有所降低,降低约 10.8%,但无显著性差异,运动性贫血 + 营养干预组的 AD 较运动性贫血组的 AD 有降低的趋势,但无统计学意义;对照 + 营养干预组较运动性贫血 + 营养干预组的 AD 基本一致,无显著性差异。运动性贫血组 G－6－PD 较对照组 G－6－PD 有明显降低,从 93.57 ± 3.51 降至 89.86 ± 5.61,有显著性差异($P <$ 0.05),对照 + 营养干预组和运动性贫血 + 营养干预组的 G－6－PD 较对照组的 G－6－PD 有明显升高,从 93.57 ± 3.51 分别升高至 97.33 ± 1.61 和 96.79 ± 1.91,均有显著性差异($P < 0.05$);运动性贫血 + 营养干预组的 G－6－PD 较运动性贫血组的 G－6－PD 有明显升高,从 89.86 ± 5.61 升至 96.79 ± 1.91,有高度显著性差异($P < 0.01$);对照 + 营养干预组较运动性贫血 + 营养干预组的 G－6－PD 稍有升高或基本一致,无显著性差异。运动员这一结果与动物实验结果基本一致。实验结果说明过度训练使红细胞糖酵解和磷酸戊糖旁路能量代谢的关键酶活性降低,从而使红细胞无氧代谢能力减弱,ATP 生成减少,必然减少了 ATP 对红细胞膜的稳定作用[152]。同时,在本实验中,抗运动性贫血剂的使用并没有改善红细胞的糖酵解能量代谢方式,而是呈负相关的方式。

7.3.5 运动性贫血及抗运动性贫血剂对红细胞老化的影响

运动性贫血组的 NO 和 NOS 较对照组有明显降低,分别降低了 24.3 和 6.6%,运动性贫血 + 营养干预组的 NO 和 NOS 较运动性贫血组的 NO 和 NOS 显著性升高,有高度显著性差异($P < 0.01$);对照 + 营养干预组较运动性贫血 + 营养干预组的 NO 和 NOS 稍有降低或基本一致。这可能是机体为减少过量 NO 的毒性而产生的保护作用。但此分析还需进一步的实验来证明。

运动性贫血组 SA 较对照组 SA 有明显降低,从 1.92 ± 0.66 降低至 1.15 ± 0.35,有高度显著性差异($P < 0.01$),运动性贫血 + 营养干预组的 SA 较运动性贫血组的 SA 有明显升高,从 1.15 ± 0.35 升高至 1.64 ± 0.52,有显著性差异($P < 0.05$);对照 + 营养干预组较运动性贫血 + 营养干预组的 SA 升高约 9%,但无显著性差异;运动性贫血组 PS 外翻较对照组 PS 外翻有明显升高,从 20.47 ± 2.05 升至 26.72 ± 9.28,有显著性差异($P <$ 0.05),运动性贫血 + 营养干预组的 PS 外翻较运动性贫血组的 PS 外翻有明显降低,从 26.72 ± 9.28 降低至 3.02 ± 0.50,有高度显著性差异($P <$

0.01）；对照＋营养干预组较运动性贫血＋营养干预组的 PS 外翻稍有升高或基本一致，但无显著性差异。从以上结果可以看出，运动性贫血组运动员红细胞老化过程加快，而在为期一个月的抗运动性贫血剂治疗后，红细胞的老化状态改善很明显。每日体内老化红细胞约占总数的 1/120 被破坏清除，当运动员长期进行剧烈运动时，机体代谢增强，红细胞自由基的生成和积累增加，脂质过氧化反应加强，使处于不断循环中的红细胞遭受氧化应激损伤增加而使红细胞的老化增加，表现为红细胞 SA 含量降低和 PS 外翻率增加。黄园在其博士论文中分别报道，大鼠在一次性无氧运动后即刻红细胞 PS 外翻率增加，运动后 24 小时基本恢复，使用抗氧化剂后可以明显降低运动后即刻红细胞 PS 外翻率；同时也研究发现运动员在运动后红细胞 PS 外翻率成倍增加，这意味着老化受损红细胞数量的成倍增加[34]。本实验结果与文献报道结果一致。

7.3.6 运动性贫血及抗运动性贫血剂对红细胞膜蛋白的影响

红细胞膜骨骼蛋白对维持红细胞形态、变形能力以及膜材料的特性等至关重要[163]。骨骼蛋白和嵌入蛋白的异常变化将会引起遗传性血液病如地中海贫血[164]、球形红细胞症等的发生。Jordan 通过扫描电镜对红细胞膜的研究发现，马拉松后，红细胞出现破裂，并出现膜材料的缺失[165]。Banga 等也提出，耐力训练后溶血的发生可能是由于红细胞膜蛋白的异常变化所造成的[166]。Behn C 等通过凝胶电泳研究发现，在马拉松练习后，红细胞膜上 band － 1 蛋白和 band － 2 蛋白含量降低[167]。冯连世等研究发现，在低强度训练即刻组、一次大强度训练后即刻组、持续一周和持续两周大强度训练后即刻组中，除在次大强度训练后即刻组中 action 和 band － 3 出现显著性下降外，在低强度训练即刻组中两种蛋白含量均增加，持续一周大强度训练后即刻组中虽然下降但无显著意义，持续两周大强度训练后即刻组中 band － 3 蛋白出现了增加的趋势，但 action 降低[168]。有关对老化红细胞膜蛋白组分变化的研究发现主要有以下四个方面的改变[169－170]：共价聚集、蛋白降解、糖基化和羧甲基化。在氧化诱导红细胞老化模型和自然老化模型中，经 SDS － PAGE 分析，自然老化和氧化诱导的膜蛋白都发生了改变，都有带 － 3 蛋白、收缩蛋白和带 2.1 蛋白的明显减少，并有高分子聚合物的形成[171－172]。Kay 等首先用免疫电泳印记法证明了老化红细胞膜上有带 － 3 蛋白的降解产物，并认为其中有一种是衰老细胞抗原,这种抗原可随红细胞老化而出现在膜表面上[173-174]。本实验中 action 的结果为:运动性贫血组肌动蛋白较对照组降低约 34.2%,有显著性差异($P < 0.05$),运动 + 营养干预组较运动性贫血组肌动蛋白(action)升高约 19.5%,但无显著性意义($P > 0.05$);带 - 6 蛋白(3 - 磷酸甘油醛脱氢酶)表现为运动性贫血组较对照组降低约 16.0%,但无显著性差异($P > 0.05$),运动 + 营养干预组较运动性贫血组升高约 22.2%,无统计学意义($P > 0.05$)。运动性贫血组的肌动蛋白较对照组明显降低,其原因可能和运动引起的体内自由基的形成和清除的动态平衡紊乱有关,递增负荷跑台运动导致自由基生成增加,同时体内清除氧自由基的酶类或非酶类物质(超氧化物歧化酶 SOD、过氧化氢酶 CAT、谷胱甘肽过氧化酶 GSH - PX)产生减少,氧自由基可使许多生物大分子如核酸、蛋白质膜多不饱和酸发生损伤,引起超氧化反应,导致膜结构和功能被破坏。尚未见到关于运动引起带 - 6 蛋白变化的报道,而在本实验中运动性贫血组的带 - 6 蛋白较对照组有所降低,这可能还是与运动引起的红细胞糖酵解能力和红细胞内己糖磷酸旁路能力下降有关,因为带 - 6 蛋白具有 3 - 磷酸甘油醛脱氢酶的活性,运动可能导致 3 - 磷酸甘油醛脱氢酶的活性下降从而引起带 - 6 蛋白含量的降低,但此分析还需进一步的实验来证明。抗运动性贫血剂的使用使肌动蛋白和带 - 6 蛋白含量均升高,证实抗运动性贫血剂可改善红细胞膜蛋白骨架结构。

7.4 小 结

1. 在长时间递增负荷运动所引起的运动性贫血模型上,通过不同倍数的电镜观察发现运动组大鼠红细胞异常率显著高于对照组(对照组为 $9.45 \pm 0.59\%$,运动组为 $21.81 \pm 10.55\%$,$P < 0.05$),且异常的各类也表现出运动组高于对照组的特点。

2. 运动性贫血运动员红细胞自由基和脂质过氧化产物增加,抗氧化能力降低,表现为抗氧化酶系统和非酶系统能力均降低。说明运动性贫血运动员红细胞氧化和抗氧化平衡严重失调。使用抗运动性贫血剂可明显减少运动后血浆和红细胞 MDA 的生成,同时提高抗氧化酶系统和非酶系统能力,改善运动员体内血液氧化还原状态。

3. 运动性贫血运动员红细胞糖酵解能力和磷酸旁路代谢能力均降低,ATP 和 NADPH 生成减少,影响机体能量代谢和 GSH - PX 活性,使用抗运动性贫血剂对磷酸旁路代谢途径有明显的改善作用,但红细胞糖酵解能力则变化不明显。

4. 运动性贫血运动员红细胞 $Na^+ - K^+ - ATP$ 酶和 $Ca^{2+} - Mg^{2+} - ATP$ 酶活性均降低,红细胞内离子平衡失调,从而影响红细胞膜的渗透性。使用抗运动性贫血剂可提高 $Na^+ - K^+ - ATP$ 酶和 $Ca^{2+} - Mg^{2+} - ATP$ 酶活性,改善红细胞膜的渗透性和变形性。

5. 运动加快了红细胞老化的过程,运动性贫血组 SA 较对照组 SA 有明显降低,PS 外翻较对照组 PS 外翻有明显升高,使用抗运动性贫血剂明显延缓红细胞老化的过程,SA 有明显升高,PS 外翻率明显降低。

6. 人体实验进一步证实了运动性贫血导致自由基生成增加,同时体内清除氧自由基的酶类或非酶类物质(超氧化物歧化酶 SOD、过氧化氢酶 CAT、谷胱甘肽过氧化酶 GSH - Px)产生减少,氧自由基可使许多生物大分子如核酸、蛋白质膜多不饱和酸发生损伤,引起超氧化反应,肌动蛋白和带 - 6 蛋白含量减少,导致红细胞膜骨架结构和功能被破坏。

7. 通过动物实验认为运动导致运动性贫血的机理之一是:(1)长时间运动训练→自由基生成增加,抗氧化能力降低→红细胞氧化应激增加→红细胞膜损伤增加。(2)长时间运动训练后→红细胞无氧酵解的能力减弱,生成的 ATP 减少,$Na^+ - K^+ - ATP$ 酶和 $Ca^{2+} - Mg^{2+} - ATP$ 酶活性降低,红细胞内离子平衡失调→细胞的渗透性发生改变而影响其变形性,导致红细胞膨胀或脱水,发生溶血→运动性贫血。(3)长时间运动训练后→氧自由基生成增加→红细胞老化增加,溶血率增加→运动性贫血。(4)长时间运动训练后→氧自由基生成增加→攻击红细胞膜蛋白骨架结构→导致膜骨架结构和功能被破坏。

8. 抗运动性贫血剂的使用改善了运动员红细胞的氧化应激和能量代谢状态,延缓了红细胞老化过程,对红细胞膜蛋白骨架结构也有一定的改善作用,最终对运动性贫血起到了治疗作用。

8　全文总结

* 在长时间递增负荷运动所引起的运动性贫血模型上和对运动性贫血运动员的实验证实：高红细胞有了红细胞老化或硬化的特点，造成运动性贫血。

一、本文的主要研究结果

在本实验研究中，首先通过动物实验建立了运动性贫血模型，并在运动性贫血模型基础上和抗运动性贫血剂基础上进行红细胞氧化应激状态和能量代谢功能研究；并利用先进的流式细胞技术和激光共聚焦技术对红细胞的老化进行定量和定性研究；同时利用膜蛋白一维、二维电泳技术观察了红细胞膜蛋白的变化，采用先进的图像分析系统进行红细胞膜蛋白定量分析。然后又通过人体实验对 12 名贫血运动员及 12 名正常运动员进行了一系列红细胞指标的测定，并对其进行为期一个月的抗运动性贫血剂的治疗，以探讨运动如何造成红细胞损伤从而导致运动性贫血的机理以及如何进行防治。主要得出以下结论：

* 本研究结果显示贫血评定的三个标准指标 Hb 在 10 周大负荷力竭中，跑台运动组和对照组之间表现出高度显著性差异（$P < 0.01$），RBC 和/或 Hct 在 10 周大负荷力竭中，跑台运动组和对照组之间未表现出统计学差异（$P > 0.05$），因此，此运动性贫血模型性能较好的。另外，作者在本实验中也发现此模型耗时太长，而且跑台的利用率也不经济，因而建议采用递增负荷跑台运动性贫血模型。

* 在长时间递增负荷运动所引起的运动性贫血模型上和对运动性贫血运动员的实验证实：通过不同倍数的电镜观察发现运动组大鼠红细胞异常率显著高于对照组，且异常的各类也表现出运动组高于对照组的特点。

* 在长时间递增负荷运动所引起的运动性贫血模型上和对运动性贫血运动员的实验证实：红细胞自由基和脂质过氧化产物增加，抗氧化能力降低，表现为抗氧化酶系统和非酶系统能力均降低。说明运动性贫血

运动员红细胞氧化和抗氧化平衡严重失调。

* 在长时间递增负荷运动所引起的运动性贫血模型上和对运动性贫血运动员的实验证实:红细胞 $Na^+ - K^+ - ATP$ 酶和 $Ca^{2+} - Mg^{2+} - ATP$ 酶活性均降低,红细胞内离子平衡失调,从而影响红细胞膜的渗透性。

* 在长时间递增负荷运动所引起的运动性贫血模型上和对运动性贫血运动员的实验证实:运动性贫血运动员红细胞糖酵解能力和磷酸旁路代谢能力均降低,ATP 和 NADPH 生成减少,影响机体能量代谢和 GSH - PX 活性,红细胞糖酵解和磷酸戊糖旁路两种能量代谢能力均降低,造成对红细胞的损伤。

* 在长时间递增负荷运动所引起的运动性贫血模型上和对运动性贫血运动员的实验证实:运动加快了红细胞老化的过程,运动性贫血组 SA 较对照组 SA 有明显降低,PS 外翻较对照组 PS 外翻有明显升高。运动后红细胞老化的增加主要与红细胞氧化应激水平增加以及细胞内钙离子的积聚有关。

* 在长时间递增负荷运动所引起的运动性贫血模型上和对运动性贫血运动员的实验证实:自由基生成增加以及超氧化物歧化酶 SOD、过氧化氢酶 CAT、谷胱甘肽过氧化酶 GSH - PX 等产生减少时,氧自由基可使许多生物大分子如核酸、蛋白质膜多不饱和酸发生损伤,引起超氧化反应,肌动蛋白和带 - 6 蛋白含量减少,导致红细胞膜骨架结构和功能被破坏。二维电泳技术观察红细胞膜蛋白变化的结果显示红细胞膜蛋白带 - 3 蛋白的变化,虽然由于本实验中样本少不能进行统计,但其优势却不容忽视。

* 在时间递增负荷运动所引起的运动性贫血模型上和对运动性贫血运动员的实验证实:抗运动性贫血剂通过降低自由基的生成,并通过不同程度地提高血浆和红细胞的 SOD、CAT、GSH - PX 水平,改善红细胞糖代谢能力,有效减少红细胞的老化,改善红细胞损伤来治疗运动性贫血。

* 抗运动性贫血剂的使用改善了运动员红细胞的氧化应激和能量代谢状态,延缓了红细胞老化过程,对红细胞膜蛋白骨架结构也有一定的改善作用,最终对运动性贫血起到了治疗作用。

综上所述运动导致运动性贫血的机理之一可能是:(1)长时间递增负荷运动→自由基生成增加,抗氧化能力降低→红细胞氧化应激增加→红细胞膜损伤增加。(2)长时间递增负荷运动后→红细胞无氧酵解的能力减弱,生成的 ATP 减少,$Na^+ - K^+ - ATP$ 酶和 $Ca^{2+} - Mg^{2+} - ATP$ 酶活性降低,红细胞内离子平衡失调→细胞的渗透性发生改变而影响其变形性,导致红细胞膨胀或脱水,发生溶血→运动性贫血。(3)长时间递增负荷运动后→氧自由基生成增加→红细胞老化增加,溶血率增加→运动性贫血。(4)长时间运动训练后→氧自由基生成增加→攻击红细胞膜蛋白骨架结构→导致膜骨架结构和功能被破坏→运动性贫血。

二、本文的主要创新点

＊ 本实验建立了大鼠多级力竭负荷跑台运动性贫血模型,但此模型耗时太长,而且跑台的利用率也不经济,因而建议采用本课题组成功建立的递增负荷跑台运动性贫血模型,为深入探讨运动性贫血的机理提供了更高的可能性。

＊ 对运动性贫血对红细胞功能的影响进行了较系统的研究,因而对运动性贫血的机理研究有了近一步的认识。

＊ 利用膜蛋白一维、二维电泳技术研究运动对红细胞膜蛋白的影响。

＊ 本课题组根据以往研究文献自行设计的"抗运动性贫血复合剂"可以通过改善红细胞自由基代谢、能量代谢、红细胞老化以及红细胞膜蛋白骨架结构等,因而针对运动性贫血发挥防治作用。

9 致 谢

本文是在导师田野教授的悉心指导下完成的。在三年的学习和研修过程中,导师一丝不苟的严谨的科学态度、言传身教的治学精神、循循善诱的教育方法、廉洁奉公的人格态度以及诚善灵活的处世风范,都使我从中受益匪浅。导师在指导我学习研究的同时留给我充分的空间去充分发挥和丰富专业知识,并在疑难问题和关键环节上严格把关并指点迷津,使我受到了教育,终身难忘。

北京体育大学生化教研室主任曹建民博士、师弟赵杰修博士,在从论文的构思、预实验、正式实验、指标测试以及论文的撰写整个过程中,都给予了我极大的帮助和启迪,在此深表谢意。

北京体育大学生理教研室周锦琳、满君等生理教研室全体老师在学习期间给予了许多指导和帮助。特别是研究生部的老师们每次都是不厌其烦、周到细致地给予我热忱的关心和帮助。他们这种想学生之所想、急学生之所急、办学生之所需的工作精神和态度使学生深受感动。在此一并向母校的老师们表示感谢。

北京大学医学院杨晓达教授及胡健博士,在实验的指标测试过程中,提供了自己的实验室供我使用,给予了我极大的方便;并从不同角度提出了许多真知灼见和宝贵建议,在此也感谢他们。在论文实验过程中还得到了北京大学医学部激光共聚焦室袁兰老师、图像分析室全体老师以及流式细胞室全体老师的大力支持和帮助,在此一并致谢。

北京体育大学九九级保健康复系练艺影等同学在论文动物饲养和宰杀以及后来的指标测试近九个月的过程中,一直给予我极大的帮助和支持,在此也要感谢他们。

最后,要再一次真诚地向所有关心、支持和帮助过我的领导、老师、同学和朋友们表示深深的谢意,尤其要再次感谢我的导师田野教授。

⑩ 参考文献

[1]Schmidi W.maasen N,Tegtbur U.et al.Changes in plasma volume and red cell formation after a marathon competition.Eur J appl physiol.1989:58:453 – 458

[2]Selby GB,Eichner ER.Hematocrit and performance:the effect of endurance training on blood volume.Sem Hematol.1994:31:122 – 127

[3]Wolf PL Lott JA,Nitti GJ et al.Changes in serum enzymes,Lactate,and haptoglobin following acute physical stress in international – class athletes.Clin Biochem.1987:20:73 – 77

[4]Lijnen P.Hespel P,Gagand R et al.Indicators of cell breakdown in plasma during and after a marathon race.Int J sports Med.1988:9:108 – 113

[5]Kanalery JA.Jill Antioxidant enzyme activity during prolonged exercise in amenorrheic and eumenorrheic athletes Metabolism.1991:40:88 – 92

[6]Selby GB,Eichner ER,Endurance swimming.Intravascular Hemoysis,anemia and iron depletion:new perspective on athletes anemia.Am J Med.1986:81:791 – 794

[7]Magnusson B.Hallberg L,Rossander L.et al.Iron metabolism and sports anemia Acta.Med Scand.1984:216:157 – 164

[8]Weight LM,Byrne MJ.Jacobs P,Hacmolytic effects of exercise.Clin Sci.1991:81:147 – 152

[9]Cook JD.The effect of endurance training on iron metabolism.Sem Hematol.1994:31:146 – 154

[10]Schobersberger W,Tschann M Hasibeder W.et al.Consequences of 6 weeks strength training on red cell O_2 transport and iron status.Eur J Appl physiol.190:60:163 – 168

[11]Dufaux B.Hoederath A.SteitbergerI et al.Serum ferritin transerrin Haptoblobin.And iron in middle and long – distance runners,Elite rowers and professional racing cyclists.Int J. Sports Med.1981:2:43 – 46

[12]钱忠明,肖德生等.运动性铁缺乏研究进展综述.运动医学杂志.1998:17(2): 151 – 154

[13]Scanero JF,Villanuera J.Rojo.A throughout the sports.Season physiol Behav.1997:62 (4):811 – 814

[14]Yoshimura H(1970).Anemia during physical training(sports anemia).Nutr Rev.28:251 –

253

[15] Yoshimura H, Inoue T, Yamada T, et al. (1980). Anemia during hard physical training (sports anemia) and its causal mechanism with special reference to protein nutrition. World Rev Nutr Diet. 35:1 – 86

[16] Erslev AJ. (1990). Hematology, Williams WJ, Beutler E, Erslev A, Lichtman MA. (eds), P653, Mctraw – hill publishing company

[17] Smith JA. (1995). Exercise, training and red blood cell turnover. Sports Med. 19:9 – 31

[18] Szygula Z (1990). Erythrocytic system under the influence of physical exercise and training. Sports Med. 10:181 – 197

[19] Eichner ER. (1986). The anemias of athletes. Physician Sports med. 14(9):122 – 130

[20] Balaban EP. (1992). Sports anemia. Clin Sports Med. 11(2):313 – 323

[21] Weight LM (1993). "Sports anemia": does it exist? Sports Med. 16(1):1 – 4

[22] Dufaux B, Hoederath A, Streitberger I, et al (1981). Serum ferritin, transferring, haptoglobin, and iron in middle – and long – distance runners, elite rower, and professional racing cyclist. Int J Sports Med. 2:43 – 46

[23] Nattiv A, Puffer J (1991). Lifestyles and health risks of collegiate athletes. J Fam Pract. 33: 585 – 590

[24] Haymes EM, Lamanca JJ (1989). Iron loss in runners during exercise: implications and recommendations. Sports Med. 7:277 – 285

[25] Seiler D, Nagel D, Franz H, et al (1989). Effects of long – distance running on iron metabolism and hematological parameters. Int J Sports Med. 10:357 – 362

[26] Tobin BW, Beard JL (1989). Interactions of iron deficiency and exercise training in male Sparague – Dawley rats: ferrokinetics and hematology. J Nutr. 119(9):1340 – 1347

[27] Khotimchenko SA, Alekseeva IA. (1999). Model of nutritional iron deficiency anemia in rats. Vopr Pitan. 68:13 – 15

[28] Ruckman KS, Sherman AR. (1981). Effects of exercise on iron and copper metabolism in rats. J Nutr. Sep; 111(9):1593 – 601

[29] Qian ZM, Xiao DS, Tang PL, Yao FY, Liao QK. (1999). Increased expression of transferrin receptor on membrane of erythroblasts in strenuously exercised rats. J Appl Physiol. 87(2): 523 – 529

[30] 肖德生, 钱忠明 (2000). 运动诱导的低铁状态大鼠骨髓细胞铁摄入的变化. 生理学报. 52(2):147 – 151

[31] 黄园 (2001). 运动性红细胞损伤机理的研究——氧化应激与红细胞老化. 北京体育大学博士研究生学位 (毕业) 论文

[32] Ming Qian Z, Sheng Xiao D, Kui Liao Q, Ping Ho K. (2002). Effect of different durations of exercise on transferrin – bound iron uptake by rat erythroblast. J Nutr Biochem. Jan; 13(1):

47 – 54

[33]朱全,浦钧宗,张敏(1998).游泳方法建立大鼠模拟过度训练模型.中国运动医学杂志.17(2):137 – 140

[34]McDonald R,Hegenauer J,Sucec A,Saltman P(1984).Effects of iron deficiency and exercise on myoglobin in rats.Eur J Appl Physiol.52:414 – 419

[35]叶剑飞,余闽,岑浩望(1992).过度训练的病理生理及康复 – 大鼠过度训练模型的建立.中国运动医学杂志.11(2):15 – 31

[36]郑陆,隋波,潘力平等(2000).过度训练动物模型的建立.中国运动医学杂志.19(2):179 – 181

[37]Spodaryk K,Szygula Z,Dabrowski Z,Miszta H(1985).The activity of erythrocyte enzyme in rats subjected to running exercise.Eur J Appl Physio.54:533 – 537

[38]Szygula Z,Spodaryk K,Dabrowski Z,Miszta H(1986).Post – exercise anaemia as a result of exercise overloading of the organism.Physiol Bohemoslov.35(2):104 – 11

[39]William J William,Ernes T Beutler,et al.Hematology,3rd Edition,1983,P 345

[40]成同怡.国外医学分子生物学分册.1992,14(2):84

[41]Sahr KE.J Biochem.1990,265:4434

[42]Curtis PJ,et al.Gene.1985,36:357

[43]Winkelmann JC,et al.J Bio chem.1990,265(20):11827

[44]Reid ME,et al.Blood.1990,75:2229

[45]Tanner MJ,et al.Biochem J.1988,256:703

[46]Liu SC,et al.Semin Hematol.1992,29(4):231

[47]Tromp G,et al.Acad Sci USA.1985,5254

[48]Samuel E Lux.Hemolytie anemias 3 membrane disorder.Hematology.3rd Edition 1981,P 197

[49]Wager,G.M,Schwartz,R.S.Membrane Phospholipid organization and vesiculation of e rythrocyte in Siekle cell anaemia.Clinics in Haematolog.1985,P 183

[50]Wilson JG,et al.N Engl J Med.1982,307:981

[51]Nelson DS.Adv Immunol.1963,3:131

[52]Nelson RA.Proc Roy Soe Med.1956,49:55

[53]Siegel,et al.Lancet.1981,12:556

[54]Siegel,et al.Immunol Common.1981,10:433

[55]Modef ME,et al.Clin Res.1982,30:3539

[56]Walport MJ,et al.Clin Exp Immunol.1985,59:547

[57]Forslid J et al.Immunology.1982,55:97

[58]Yannelli JR,et al.Cancer Research.1988,48:5696

[59]Lubert Stryer.Introducfion to biological membranes.Biochemistry.1981,P 205

[60]陈文杰主编.血液分子细胞生物学.中国医药科技出版社.1993

[61]邓家栋主编.临床血液学.上海科技出版社.1985

[62]Hebbel RP,Eaton JW.Pathobiology of heme interaction with blood.1989:26:136 - 149

[63]Fortier N,et al.The relationship between in vivo generated Hb skeletal protein complex and increadsed red cell membrane rigidity.Blood.1988:71:1427

[64]Erslev AJ Beutler E.chapter 39,production and destruction of erythrocutes in willaiams Hematology fifth edition Mc Grew - Hill.Inc,New work.1995:425 - 440

[65]Besa Ec.Hematoligic effects of androgens revisited:an alternative therapy in various hematologic conditions.Sem Rematol.1994:31:134 - 145

[66]Mariano Tao.Composition,Structue,and orgaization of mammalian cell membranes.Membrane abnormalitic and diseases.vol 1 P.1

[67]张之南,潘华珍.红细胞膜的研究意义.生理科学进展.第 3 期:222,1684

[68]Bartosz G,et al.Erythrocyte membrane changes during aging in vivo.Blood Cell Biochemistry.1990,3:45 - 66

[69]曹燕翔,潘华珍.老化红细胞的分离和鉴定.生理科学.1988(9):35 - 37

[70]Suzuki T,et al.Senescent erythrocytes:Isolation of aged cells and their biochemical characteristics.Proc Natl Acad Sci,USA.1988,85:1647 - 1651

[71]Mahandas N,et al.Bilayer balance and regulation of red cell shape changes.J.Supramol,Struct.1978,9:453 - 458

[72]Inaba M,et al.Deamidation of human erythrocyte protein 4.1:possible role in aging.Blood.1992,79:3355 - 3361

[73]Goodman S R,et al.Erythrocyte membrane skeletal protein bands 4.1a and 4.1b are sequence - related phosphoproteins.J.Bio.Chem.1982,257:4564 - 4569

[74]Ka Kay MMB,et al.Proc Narl sci USA.1986,83:2463

[75]Kay MMB,et al.Proc Narl sci USA.1984,81:5753

[76]Kay MMB,et al.Proc Narl sci USA.1984,80:1631

[77]Ciance C Det al.Phosphorlation of ankyrin down regulaties its cooparatives interaction with spectrin and protein 3.J.Cell.Biochem.1988,37:301 - 306

[78]张丽君,潘华珍.红细胞老化过程中囊泡化作用的探讨.基础医学与临床.1992,12:295 - 298

[79]Barber I R,Clark S.Membrane protein carboxyl methylation increade with human erythrocyte age.J.Biol.Chem.1983,258:1189 - 1196

[80]Platt D.Blood cells,rheology and aging.Berlin:Springer - Verlog,1988,16 - 28

[81]Aminoff D,et al.The role of sialoglycoconjugates in the aging and sequestration of red cells from circulation.Blood Cells.1988,114:229 - 247

[82]张之南,李容生主编.红细胞疾病基础与临床.科学出版社.2000

[83]吴其夏主编.《体液因素和血液循环病理生物学》中国医科大学中国协和医科大学联合出版社.1994,P225 – 226

[84]Danon D,Marikovsky Y.The aging of the red blood cell:a multifactor process.Blood cells.1988:14:7 – 15

[85]O Toole ML,HillerWDB,Roalsted MS,et al.Hemolysis during triathlon races:its relation to race distance.Med Sci Sports Exerc.1988:20:272 – 275

[86]Schmidt W Maassen N Trost F,et al.Training – induced effects on blood volume,erythrocyte,turnorer,and haemoglobin oxygen – binding prjopertied.EUR J Appl Physiol.1988:57:490 – 8

[87]Chiu D,et al.Lipid peroxidation in human red cells.Seminars in Hematology.1989,26:257 – 276

[88]Hebbel R P.Auto – oxidation and a membrane associated "Fenton Reagent":A possible explanation for development of membrane lesions in sickle erythrocyte.Bri.J.Haematology.1985,59:129 – 132

[89]Davis KJA,et al.Biochem,biophys,Res,Commun.1982,107:1198 – 1205

[90]丁树哲等.生物化学和生物物理学报.1991,23:305 – 309

[91]陈英杰等.中国运动医学杂志.1991,10(3):135 – 139

[92]Alessio HM,et al.Am.J.of Physiol.1988,255:C874 – 877

[93]Brady PS,Et al.J.Animal.1978,47:492 – 6science

[94]Jenkinjs RR,et al.Med,.Sci Sports Exercise.1983,15:93H

[95]Kanter MM,et al.Eur.J Appl.Physiol.1988,57:60 – 63

[96]Viinikka L,et al.Med.Sci,Sport Exer.1984,16(3):275 – 277

[97]Lovin R,et al.Eur J Apply Physiol.1987,56:313 – 316

[98]Li JL,et al.Arch Biochem Biophys.1988,263(1):137 – 149

[99]许豪文.第二届全国运动医学学术交流会论文摘要汇编.郑州,1989

[100]Maughan RJ.Muscle and nerve.1989,12:332 – 336

[101]Recknagel RD.Lab Invest.1965,15:332 – 336

[102]Recknagel RD,et al.Experimenta molecular pathol.1966,5:108 – 117

[103]Recknagel RD,et al.Experimenta molecular pathol.1988,65:2478 – 2483

[104]Jain SK,et al.Biochem Biophys Acta.1988,937:205 – 210

[105]Jenkins RR.The role of superoxide dismutase and catalade in muscle fatigue.Biochemistry of Exercise.1983,13:467 – 471

[106]Kanter MM,et al.Effect of exercise training on antioxdant enzymes and cardiotoxicity of doxorubicin.J Appl Physiol.1985,59:1298 – 1303

[107]Quintanilha At.Effect of physical exercise and/or vitamin E on tissur oxidative metabotism.Bichemsoci Tran.1984,12:403 – 404

[108] Gohil K, et al. Blood glutathione oxidation during human exercise. J Appl Physiol. 1988, 64:115 – 119

[109] Ohno H, et al. The effect of brief physical exercise on free radical scavenging enzyme systems in human red blood cell. Can J Physical Pharmacol. 1986,64:1263

[110] Corbucci GG.. The effect of exertion on mitochondruial oxidative capacity and on some antioxidant mechanisms in muscle from marthon runners. Int J Sports Med. 1984, Suppl. 5: 135

[111] 吴玲. 中国运动医学杂志. 1995,14(3):152 – 157

[112] 胡琪深等. 中国运动医学杂志. 1991,10(4):211 – 213

[113] 陈吉棣等. 中国运动医学杂志. 1995,14(3):129 – 134

[114] S. Thompson and AH Maddy. Gel Electrophoresis of erythrocyte membrane proteins, in JC Ellory and JD Young(eds)Red Cell Membranes, A Methodological Approach, Academic press, Biological technigued Series. Chapter 5,1982 pp67, London, New work

[115] FF Elstner, et al. Inhibition of nitrite formation from hydroxyl ammonium chloride: A simple assay for superoxide dismutase. Anal Biochem. 1976,70:616

[116] BL Celler, et al. A method for distinguishing Cu, Zn – and Mn – containing superoxide dismutases. Anal Biochem. 1983,128:86

[117] 李津婴等. 铁缺乏对大鼠红细胞膜带 – 3 蛋白质含量与功能的影响. 营养学报. 1988,10(4):319

[118] 孙湄等. 中国运动医学杂志. 1987,6(3):138 – 141

[119] 于基国等. 中国运动医学杂志. 1991,5(2):145 – 147

[120] 徐友涵等. 一种简便灵敏的活性测定方法. 生物化学与生物物理进展. 1987,4: 64 – 66

[121] 衣雪洁. 力竭性运动对大鼠红细胞脂质过氧化水平和酶活性的影响. 沈阳体育学院学报. 1999,1:15 – 17

[122] 左风琼. 孔雀比色法同步测定红细胞中和活性. 华西医大学报. 1995,26(2): 230 – 233

[123] 李可基等. 运动负荷中红细胞流变形的初步研究. 中国运动医学杂志. 1989,6 (1):1 – 5

[124] Semin Hematol. 1989,26(4):257

[125] Dollad CJ. Effects of vitamin E, and ozone on pulmonary function and lipid peroxidation. J Appl Physiol. 1997,45:927 – 929

[126] Jackson MT. Electron spin resonance studies of intact skeletal muscle. Biochem Biophys Acta. 1995,847:185 – 188

[127] Sjodin B, Westing Yh and Apple FS. Biochemical mechanisms for oxygen free radical formation during exercise. Sports Med. 1990,10:236 – 254

[128]Meerson FZ, et al. Development of modern components of the mechanism of cardiac hypertrophy in the rat. Cir Res. 1983, 53:51

[129]黄佳等. 吸氧对大强度运动后自由基代谢、红细胞抗氧化系统的影响[J]. 中国运动医学杂志. 2002, 21(1):41-43

[130]衣雪洁等. 力竭性游泳红细胞膜的影响[J]. 中国运动医学杂志. 2001, 20(2):139-141

[131]许豪文. 运动性疲劳的研究进展 – 自由基的生成和抗氧化剂的应用. 山西体育科技. 1989, 3:9-14

[132]Davis JJA, Et al. Free radical and tissue damage response by exercise[J]. Biochem Biophysics Research Communications. 1982, (107):1198-1205

[133]倪耀华等. 运动强度对血浆脂质过氧化物和超氧化物歧化酶活性的影响[J]. 中国运动医学杂志. 1992, 11(2):118

[134]于基国. 不同运动强度对红细胞膜脂质过氧化的影响[J]. 中国运动医学杂志. 1997, 16(2):146-147

[135]李磊. 抗疲劳中药对大强度训练红细胞抗过氧化酶活性的影响[C]. 第五届全国体育科学大会论文汇编. 1997

[136]章江洲. 力竭运动对小鼠红细胞腺苷脱氨酶及 SOD 活性的影响[J]. 中国运动医学杂志. 1999, 18(2):160-161

[137]许豪文. 急性运动时人体血浆脂质过氧化物及血液中抗氧化机制的研究. 1989 年全国运动医学学术会议论文摘要汇编. 1989:2-3

[138]冯连世. 急性运动对血清超氧化物歧化酶的影响及其与有氧能力的关系[J]. 中国运动医学杂志. 1994, 13(3):129-132

[139]潘同斌等. 小白鼠运动及恢复过程中血浆 SOD 活力的动态变化. 四川体育科技. 1996, 3:16-17

[140]Burge WE, et al. Comparison of the amount of catalase in the muscle of large and of small animals. American J of Physiology. 1916, 42:373-377

[141]Salminen A, et al. Endurance training reduces the susceptibility of mouse skeletal muscle to lipid peroxidation I vitro. Acta Physiol Scand. 1983, 117:109-113

[142]Laires MJ, Madeira F, Sergio J, et al. Preliminary study of the relationship between plasma and erythrocyte magnesium variations and some circulating pro – oxidant and antioxidant indices in a starndardized physical effort. Magnes Res. 1993 Sep, 6(3):233-238

[143]Somani SM, Franks, Rybak LP. Responses of antioxidant system to acute and trained exercise in rat heart subcellular fractions. Pharmacology Biochem Behav. 1995 Aug, 51(4):627-634

[144]A lessio, H. A. Exercise – induced oxidative stress[J]. Med. Sci Sport Exer. 1993, 25:218-224

[145]章南洋.改良红细胞 ATP 酶超微量测定法[J].中国运动医学杂志.1989,8

[146]方允中,李少杰.自由基与酶.基础理论及其在生物学和医学中的应用[M].北京:科学出版社.1994

[147]Halliwill B,Guutteridge JWC.Free radical in biology and medicine.Oxford:Clarendon Press.1989:17

[148]JI,L L,F.W.Starman and H.A.Lardy.Enzymetic down regulation with exercise in skeletal muscle[J].Arch.Biochem Biophys.1988,263:137 – 149

[149]Smith,J.A.Exercise,training and red blood cell turnover[J].Sports Med.1995,19:9 – 31

[150]李磊,冯美云等.抗疲劳中药和跑台训练对大鼠红细胞抗过氧化酶和 Na^+ – K^+ – ATP 酶活性的影响[C].北京体育大学学报.2000,23(3):326 – 329

[151]Hershkoc.国外医学输血及血液学分册.1990,13(5):272 – 274

[152]汪德清.黄芪有效成分对氧自由基清除的 ESR 研究[J].生物化学和生物物理进展.1996,23

[153]吴其夏主编.体液因素和血液循环病理生理学.中国医科大学中国协和医科大学联合社.1994,225 – 228

[154]Jain SK.Blood.1984,63(2):362 – 367

[155]冯立明.氧化对红细胞老化的影响.科技视野.50 – 51

[156]张锦楠.红细胞老化的研究近况.国外医学输血及血液学分册.1993,16(3):145 – 148

[157]Vandegriff KD.Biotechnol Genet Eng Rev.1992,10:403 – 453

[158]Hess JR.Macdonald VW,Brinkley WW.J Appl Physiol.1993,74:1769 – 1779

[159]刘洪珍等.运动和有氧锻炼对人体一氧化氮代谢影响的研究.第六届全国体育科学大会论文摘要汇编.2000:378 – 379

[160]金丽等.不同负荷训练对男子皮艇运动员血清一氧化氮和一氧化氮合酶的影响.第六届全国体育科学大会论文摘要汇编.2000:347 – 348

[161]张靓等.不同运动负荷对大鼠 cNOS、iNOS 活性的影响及其机理的探讨.第六届全国体育科学大会论文摘要汇编.2000:685

[162]Mohandas N,Chasis JA,Shohet SB.The influence of membrane skeletal on red cell deformability,membrane material properties,and shape.Semin Hematol.1983,20(3):225 – 242

[163]Dhermy D,Garbarz M,Lecomte MC,et al.Abnormal electophrotic mobility of spectrin tetramers in hereditary elliptocytosis.Hum Genet.1986,74(4):363 – 367

[164]Jordan J,Kiernan W,Merker HJ,et al.Red cell membrane skeletal changes in marathon runners.Int J Sports Med.1998,19:16 – 19

[165]Banga JP,Gratzer WB,Pinder JC,et al.An erythrocyte membrane – protein anomaly in

march – haemoglobin – uris. Lancet(ii)1979:1048 – 1049

[166]Snyder LM,Leb L,Piotrowsky J,et al. Irreversible spectrin – haemoglobin crosslinking in vivo:a marker for red cell senescence. Br J Haematol. 1983,53:379 – 384

[167]冯连世.大强度训练及恢复后大鼠红细胞膜蛋白的变化.中国运动医学杂志. 2001,20(3):244 – 247

[168]Butikofer P,Kuypers FA,Xu CM,et al. Blood. 1989;74(5):1481 – 1484

[169]Verhoren B. Schlegel RA and Williamson PJ. Exp Med. 1995,182:1597

[170]Elnimr T,Hashem A,Assar R. Heroin dependence effects on some major and trace elements. Biol Trace Elem Res. 1996,Aug;54(2):153 – 162

[171]Ferrel JE Jr,et al. Phosphoinsitide Metabolism and the morphology of humans. Erythrocytes J Cell Biol. 1984,98:1992 – 1998

[172]Kay MMB. Proc Natl Acad Sci USA. 1984,81:5753

[173]Kay MMB,et al. Proc Natl Acad Sci USA. 1984;80:1631

[174]Kaczmarski M,Wojcicki J,Samochowiec L,et al. The influence of exogenous antioxidants and physical exercise on some parameters associated with production and removal of free radicals. Pharmzie. 1999 Apr;54(4):303 – 306

[175]Marzatico F,Pansarasa O,Bertorelli L,et al. Blood free radical antioxidant enzymes and lipd peroxides following long – distance and lactacidemic performances in highly trained aerobic and sprint athletes. J Sports Med Phys Fitness. 1997 Dec;37(4):235 – 239

[176]Duthie GG,Robertson JD,Maughan RJ. Oxidative damage and effects of antioxidant manipulation. J Nutr. 1992:122(Suppl 3):766 – 773

[177]Krtzschamar M,Muller D,Hubscher J,et al. Influence of aging training and acute exercise on plasma glutathione and lipid peroxides in man. Int J Sports Med. 1991,12:218 – 222

[178]Elimr T,Hashem A,Assar R. Heroin dependence effects on some major and trace elements. Biol Trace Elem Res. 1996,54(2):153 – 162

[179]Ferrel JE Jr et al. Phosphoinsitide metabolism and the morphology of human. Erythrocytes Cell Biol. 1984,98:1992 – 1998

[180]孙存普等.自由基生物学论.机体代谢中的自由基.112 – 148

[181]姜泊主编.细胞凋亡基础与临床.13

[182]张之南等.红细胞疾病基础与临床.科学出版社.2000,12 – 13

[183]Mc Conkey DJ,Sten Drrenius. The role of calcium in the regulation of apoptosis. J Leukoc Biol. 1996,59:775

[184]Sumikawa K,Mu Z et al. Changes in erythrocyte membrane phospholipid composition induced by physical training and physical exercise. Eur J Appl Physiol. 1993,67(2):132 – 137

[185]许豪文等.运动时大学生血浆脂质过氧化物和血液抗氧化系统的变化.体育科

学.1992,12(4):50

[186]孙湄等.运动对人红细胞膜影响的研究 – Na$^+$ – K$^+$ – ATP 酶活性在运动中的变化.中国运动医学杂志.1987,6(3):138

[187]Dekkers JC,van Doornen LJ,Kemper HC.The role of antioxidant vitamins and enzymes in the prevention of exercise – induced muscle damage.Sports Med.1999,21:213 – 238

[188]Meydani M,Evans WJ,Handelman G,Biddle L,Fielding RA,Meydani SN,Burrill J,Fiatarone MA,Blumberg JB,Cannon JG.Protective effect of vitamin E on excerise – induced oxidative damage in young and older adults.Am J Physiol.1993,264:R992 – 998

[189] Quintanilha AT. Effects of physical exercise and/or vitamin E on tissue oxidative metabolism.Biochem Soc Trans.1984,12:403 – 404

[190]Sumida S,Tanaka K,Kitao H,Nakadomo F.Exercise – induced lipid peroxidation and leakage of enzymes before and after vitamin E supplementation.Int J Biochem.1989,21:835 – 838

[191]Tildus PM,Houston ME.Vitamin E status and response to exercise training.Sports Med.1995,20:12 – 23

[192]Mohandas N,Chasis JA,Shohet SB.The influence of membrane skeletal on red cell deformability,membrane material properties,and shape.Semin Hematol.1983,20(3):225 – 242

[193]Dhermy D,Garbarz M,Lecomte MC,et al.Abnormal electophrotic mobility of spectrin tetramers in hereditary elliptocytosis.Hum Genet.1986,74(4):363 – 367

《中国体育博士文丛》出版说明

《中国体育博士文丛》是中国体育高水平学术理论专著的重要组成部分，代表中国体育科学研究的最新成果，是中国体育博士展现聪明才智的有力平台。

作者条件：在世界各地大学、科研院所获得体育博士学位的中国公民。可以是独立作者，也可以是联合作者，但都必须具有体育博士学位。

稿作要求：15万字（含图表部分）A4纸打印，光盘储存。论文构件齐全，包括作者简介、序（前言）、正文、参考文献、附录、后记、作者照片。

通讯地址：100084北京市海淀区中关村北大街北京体育大学出版社教材专著事业部

咨询方式：010－62989469　62989434

lianglin825@163.com

《中国体育博士文丛》
已出版书目

论中华民族传统体育

倪依克著　定价：33.00 元

田径运动训练过程控制理论

尹　军著　定价：38.00 元

训练观念及其导向功能

邓运龙著　定价：33.00 元

低氧运动促进肌组织血管生成的机制

郑　澜著　定价：33.00 元

田径运动专项速度研究

谢慧松著　定价：33.00 元

运动技能形成自组织理论的建构及其实证研究

李　捷著　定价：33.00 元

职业体育组织的演进与创新

张文健著　定价：33.00 元

国际奥委会组织变革与发展的研究

茹秀英著　定价：33.00 元

武术传播引论

郭玉成著　定价：38.00 元

近代以来中国武术项目管理过程及其评价与发展

李　蕾著　定价：33.00 元

优秀运动员的职业变迁与人生发展

黄志剑著　定价：38.00 元

运动员选材的选育结合理论与实证研究

隗金水著　定价：38.00 元

比较优势理论下我国各等级项目群体的区域分工研究

罗　智著　定价：33.00 元

短跑运动员体能训练理论与方法

袁运平著　定价：33.00 元

我国体育生活化探索

梁利民著　定价：28.00 元

中国高水平跳远运动员训练内容体系的研究

冯树勇著　定价：28.00元

论运动技术的序列发展与分群演进

刘建和著　定价：33.00元

武术释义——武术本质及功能价值体系阐释

李印东著　定价：33.00元

中国武术散打市场化运作模式的研究

李士英著　定价：33.00元

CVA联赛品牌的打造——"全国排球联赛"的兴起与发展

李国东著　定价：28.00元

中小学生的营养状况及其社会环境影响因素的研究

彭　莉著　定价：28.00元

中国竞技体育资源调控与可持续发展

肖林鹏著　定价：38.00元

体育纪律处罚研究

韩　勇著　定价：38.00元

我国体育经纪人的管理与培养体系

靳　勇著　定价：38.00元

中国排球运动的可持续发展研究

潘迎旭著　定价：28.00元

北京2008年奥运会志愿者的组织管理模式与评价体系的研究

李颖川著　定价：38.00元

区域经济发展与体育人才培养
　　——竞技体育后备人才培养的温州模式研究

周建梅著　定价：28.00元

我国职业体育联盟理论研究

王庆伟著　定价：38.00元

运动性贫血时红细胞功能变化以及营养干预对其的影响

金　丽著　定价：28.00元